POUR UNE NAISSANCE SANS VIOLENCE

DU MÊME AUTEUR

Shantala : un art traditionnel, le massage des enfants
Seuil, 1976, 2004

Cette lumière d'où vient l'enfant
Seuil, 1978

D'amour et de raison
Seuil, 1979

Le Sacre de la naissance
Phébus, 1982

L'Art du souffle
Albin Michel, 1983

De choses et d'autres
Accarias-L'Originel, 1988

Autour de la naissance
Trois films : « Naissance Shantala »,
« Le Sacre de la naissance », « L'art du souffle »
Vision Seuil, 1994

Si l'enfantement m'était conté
Seuil, 1996

Pâques, noces de sang
L'Accarias-L'Originel, 1997

Les Temps et les saisons
Les Heures et les jours
L'Accarias-L'Originel, 2000

Frédérick Leboyer

POUR UNE NAISSANCE SANS VIOLENCE

ESSAI

Éditions du Seuil

TEXTE INTÉGRAL

ISBN 2-02-048155-3
(ISBN 2-02-001914-9, 1re édition
ISBN 2-02-005576-7, 2e édition)

www.seuil.com

Malgré les apparences,
rien ne change.
Et c'est toujours d'Orient
que la lumière nous vient.
Sans Sw. et sans l'Inde
ce livre n'aurait jamais été écrit.
L'idée ne m'en serait
pas même venue.
C'est en humble hommage
qu'il leur est dédié.
J'essaie d'acquitter une partie
de ma dette.
Et tâche de rendre un peu
pour tout ce que j'ai reçu.

I

« Ils ont des yeux et ne voient pas. »

1

– Pensez-vous que naître soit chose agréable ?

– Naître... chose agréable ?

– Oui. Pensez-vous que les enfants soient heureux de venir au monde ?

– Les enfants... heureux de venir au monde ! Quelle question ! Vous n'êtes pas sérieux ?

– Tout à fait sérieux, au contraire.

– Mais enfin... des nouveau-nés !

– Eh quoi, « des nouveau-nés » ?

– Un nouveau-né ne saurait être heureux ou malheureux.

– Ah ! Et pourquoi ?

– Les nouveau-nés ne sentent rien.

– Tiens ! Par exemple !

– Vous ne le pensez pas ?

– Justement, je vous le demande.

– Tout le monde vous le dira.

– Ce n'est pas une très bonne raison.

– Je vous l'accorde. Mais enfin... Un nouveau-né... Cela ne voit pas, n'entend pas. Comment voulez-vous que ce soit malheureux ?

– « Cela » ne voit pas, « cela » n'entend pas... n'empêche que « cela » crie très fort.

– Il faut qu'un nouveau-né se fasse les poumons.

– Se fasse les poumons ! Vraiment, vous m'affligez.

– Ce n'est pas un argument, j'en conviens, et pourtant c'est ce que l'on dit.

– Et l'on dit, comme vous savez, pas mal de sottises. Mais donc, quant à vous, vous pensez qu'à la naissance l'enfant ne sent rien ?

– Pour ça, c'est l'évidence.

– C'est curieux, moi, je n'en suis pas certain.

– Voyons, un nouveau-né !

– Comment cela, « Voyons, un nouveau-né ! » ?

– Comment voulez-vous qu'à cet âge... ?

– Vous m'affligez de plus en plus. Faut-il vous rappeler que les chagrins d'enfants sont sans limites et que c'est le triste et merveilleux privilège des jeunes de tout ressentir avec mille fois plus d'intensité que nous ?

– C'est vrai, je vous l'accorde. Pourtant, un nouveau-né, c'est si petit...

– Comme si la taille faisait quelque chose à l'affaire !

– Là encore, je conviens...

– Une fois encore, par quel miracle « cela » peut-il crier si fort et ne rien éprouver ?

– Je vous l'ai dit : un nouveau-né ne sent rien.

– Encore ! Et en vertu de quoi ?

– Un nouveau-né n'a pas de conscience.

– Ah ! voilà qui arrange tout. Pas de conscience... Vous voulez dire pas d'âme ?

– Non, non. L'âme... connais pas.

– Tandis que la conscience... ?

– La conscience, c'est autre chose.

– Et vous pouvez m'expliquer ce mystère ? Ah, mais, bravo ! Mon ami, je vous écoute. Je suis suspendu à vos lèvres.

– Eh bien... c'est-à-dire... à vrai dire, la conscience...

2

N'allons pas plus loin. N'allons pas nous perdre dans la forêt enchantée de la dialectique.

Refusons d'argumenter. On aurait tôt fait de nous prouver qu'Achille ne saurait rattraper la tortue.

Les choses sont simples. Seul l'esprit est compliqué. Quand un enfant vient au monde, il commence par crier. Et ce cri réjouit l'assistance.

« Vous entendez! Vous entendez comme il crie! » dit l'heureuse mère, émerveillée qu'une si petite chose fasse tant de bruit.

Ces cris des nouveau-nés, que disent-ils ?

Que les réflexes sont normaux. Que la machine fonctionne.

Les hommes ne sont-ils que des machines ?

Les cris ne disent-ils pas une souffrance ?

Pour hurler comme il fait, se pourrait-il que le bébé éprouve un mal immense ?

Naître serait-il douloureux pour l'enfant, autant qu'accoucher l'était, jadis, pour la mère ?

Et s'il en est ainsi, qui s'en soucie ?

Personne, j'en ai peur, à voir le peu d'égards avec lequel on traite l'enfant quand il arrive.

Hélas! c'est une idée solide, un postulat bien ancré, qu'un nouveau-né « ça » ne sent rien, « ça » n'entend pas, « ça » ne voit pas...

Comment « cela » pourrait-il avoir du chagrin ? « Ça » crie, « ça » hurle, un point c'est tout.

En somme, c'est un objet.

Et s'il n'en était rien ?

Si, d'aventure, c'était déjà une personne ?

3

Le nouveau-né,
une personne ?
Mais non, voyons!
Les livres disent tout le contraire.
Les livres...
Telle vérité « scientifique » d'aujourd'hui est mensonge le lendemain.
Comment savoir, alors ?
Ne s'en remettre ni aux « on-dit » ni aux traités.
Ne croire que la vérité, ne croire que les faits.
Ne croire que l'intéressé.
Malheureusement, s'il arrive qu'un enfant naisse avec une dent, je ne sache pas qu'un bébé soit jamais arrivé disant : « Bonjour, papa, bonjour, maman. »
Quel dommage, oui vraiment, que le jeune voyageur ne puisse donner son sentiment, qu'il soit privé de la parole.
Au fait, mon chien, mon chat n'ont pas l'usage des mots. Et pourtant je sais bien s'ils sont en colère ou s'ils sont jaloux et boudent.
Qu'un étranger, qu'un homme qui ne parle pas ma langue avale par mégarde un liquide brûlant, je le vois tenir, soudain, un discours des plus éloquents :
une brusque secousse lui parcourt le corps tandis qu'il recrache avec violence;
ses mains s'agitent avec frénésie;
il roule des yeux emplis de larmes et fait force grimaces.
Qu'il vienne de Chine, d'Afghanistan ou de Turquie, pays dont j'ignore la langue, j'ai fort bien compris :
cet homme dit,
non, il crie : « Je me suis brûlé. Oh, quelle souffrance! »
Or, s'il est quelqu'un qui souffre et qui le hurle, c'est le bébé.
L'enfant, quand il arrive au monde, ne parle pas ?
Tenez, regardez.

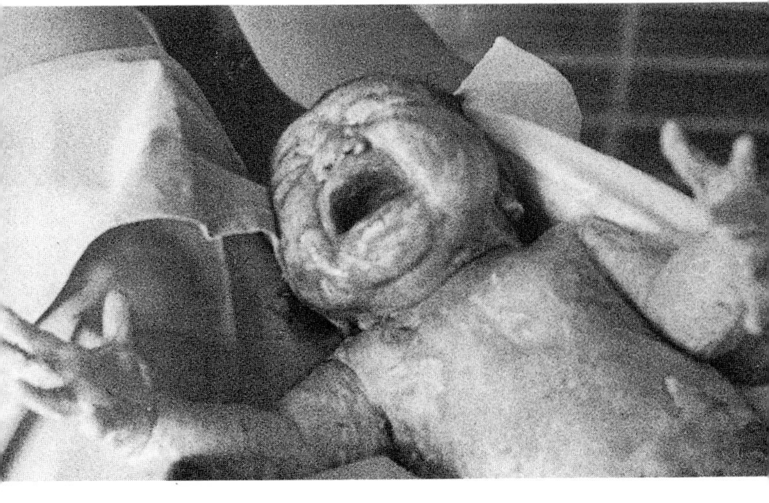

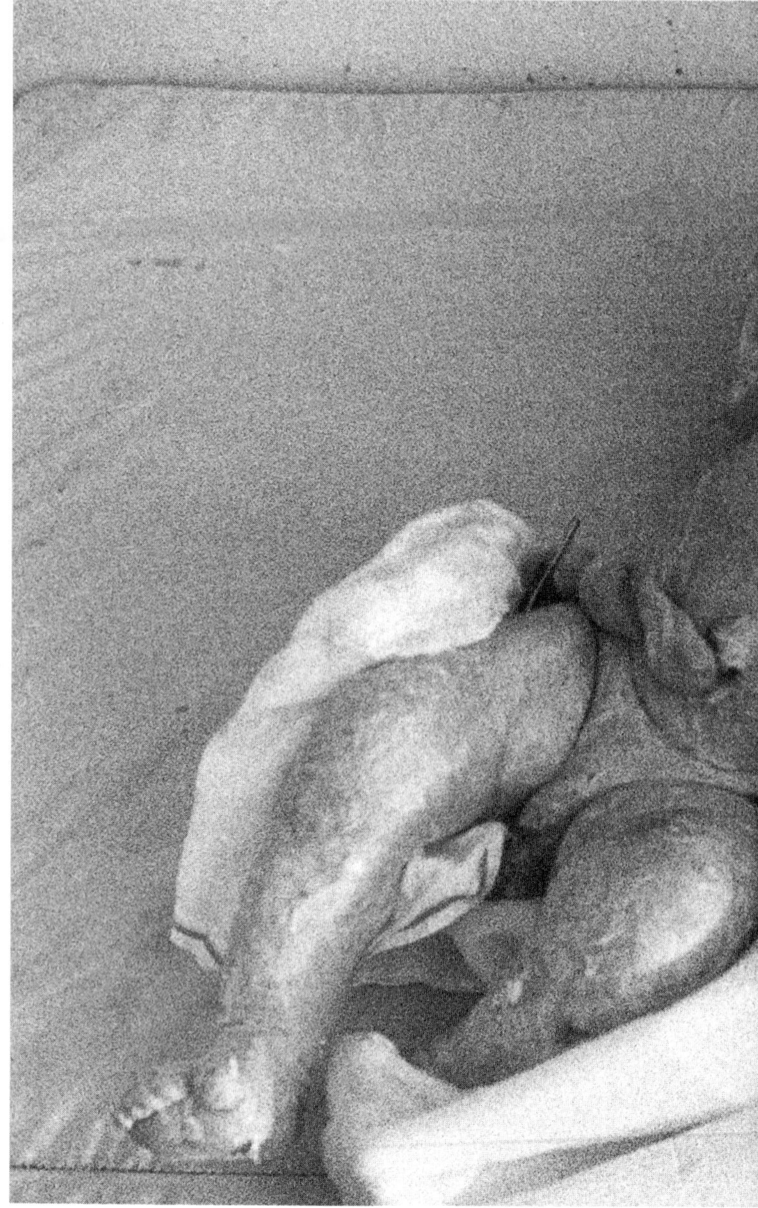

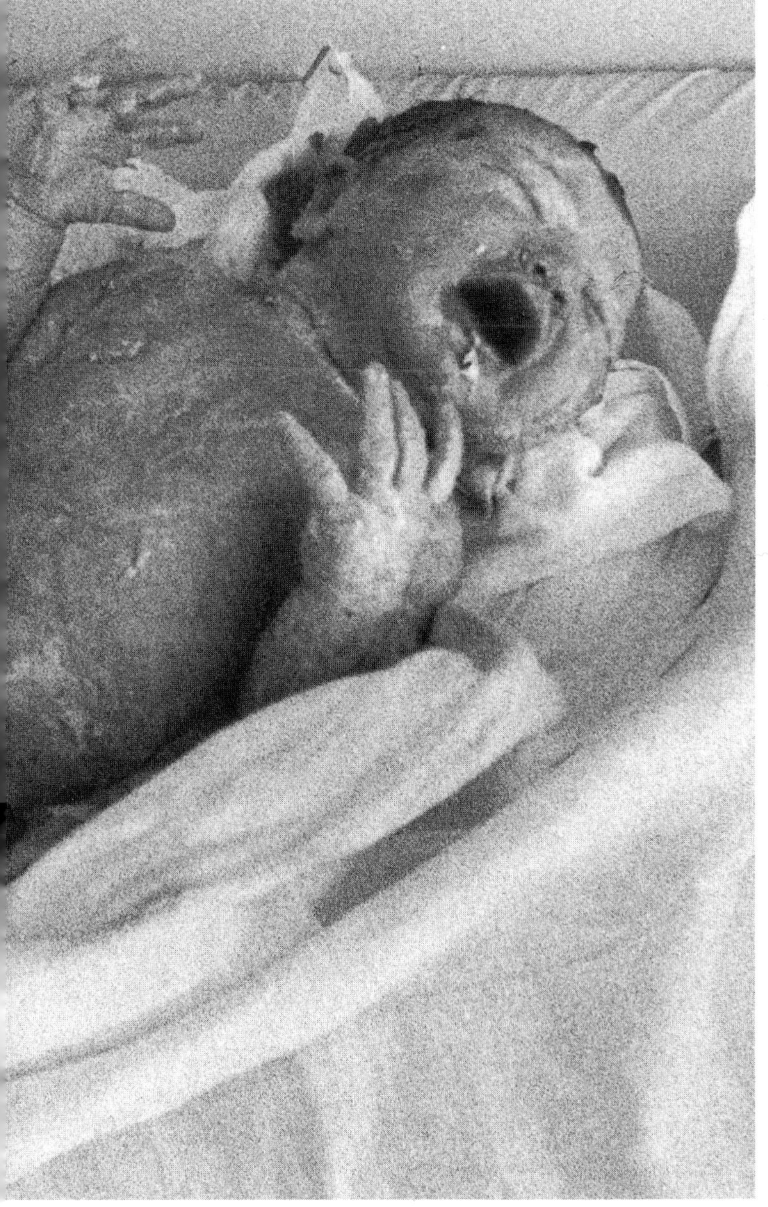

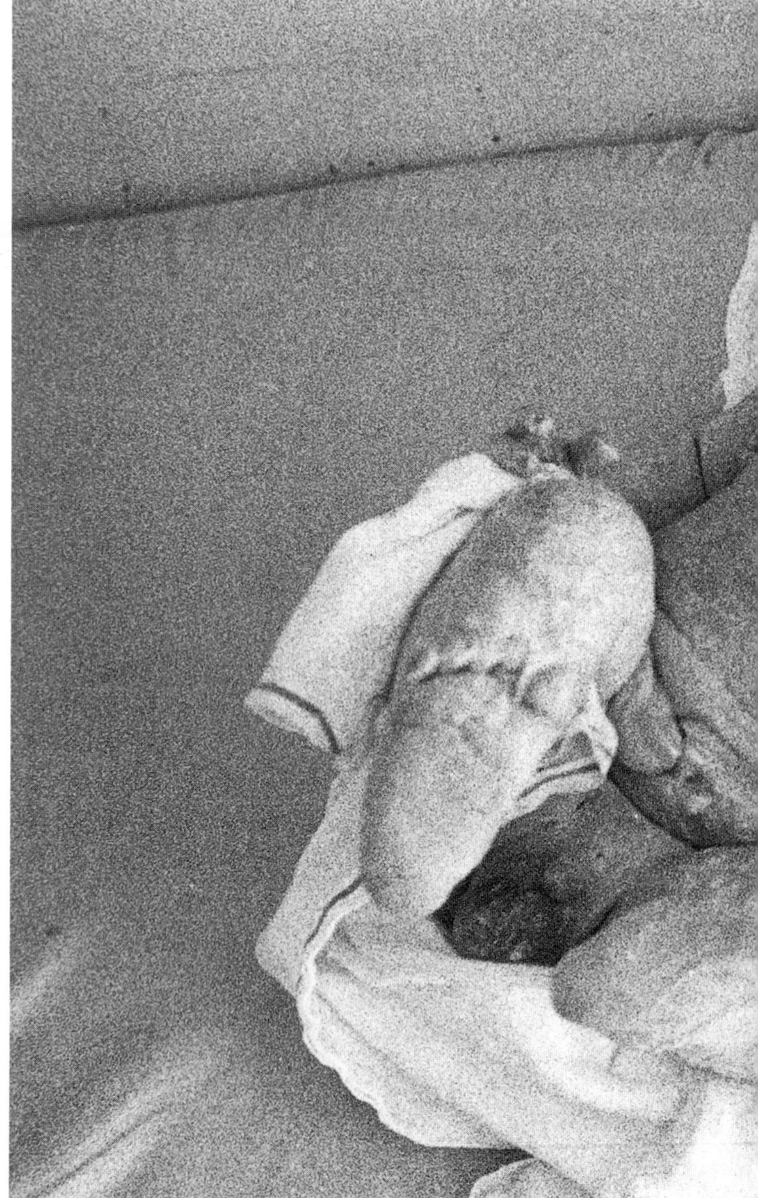

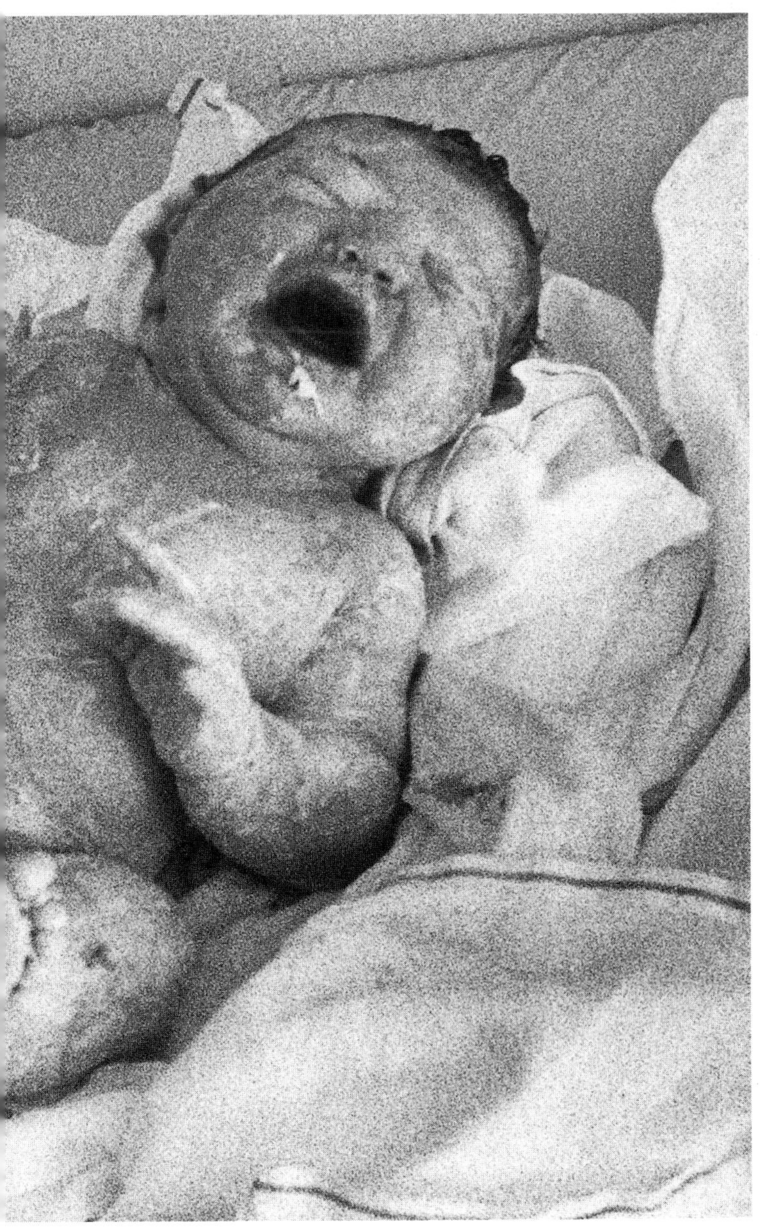

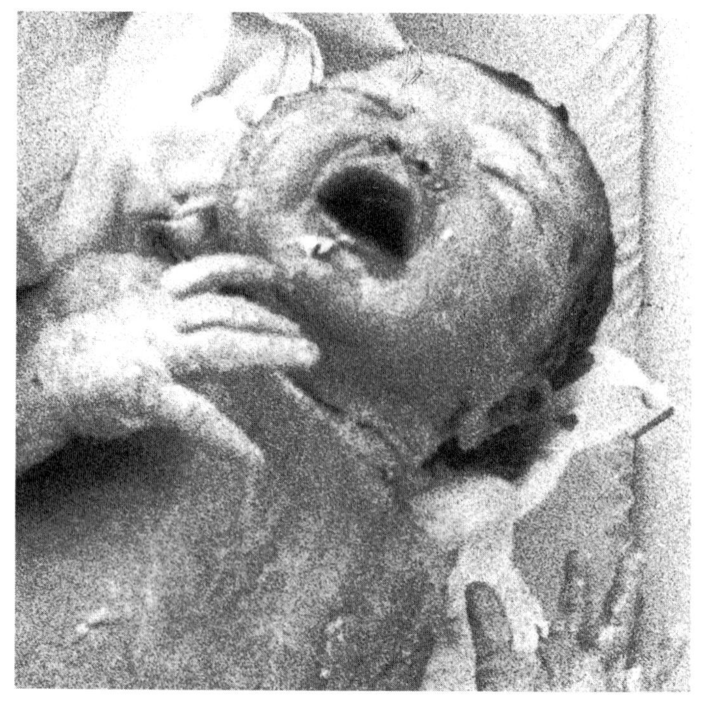

4

Est-il besoin de commentaires ?
Ce front tragique, cette bouche hurlante,
ces yeux fermés, sourcils noués,
ces mains tragiques, implorantes, tendues, désespérées,
ces pieds qui repoussent furieusement, ces jambes qui, repliées, tentent de protéger le tendre ventre,
cette chair qui n'est que spasmes, que soubresauts...
Il ne sait pas parler, l'enfant qui vient au monde ?
C'est de tout son être qu'il proteste, qu'il hurle :
« Non! ne me touchez pas! laissez-moi! laissez-moi! »
et, en même temps, implore :
« Aidez-moi! aidez-moi! »

A-t-on jamais lancé appel plus déchirant ?
Or cet appel
que lance l'enfant en arrivant
depuis la nuit des temps,
qui l'entend ?
Personne.
N'est-ce pas un grand mystère ?

5

– Vous croyez donc que... ce bébé, s'il hurle... ? Vous croyez que ce bébé tente de dire... ? Vous m'effrayez.

– Vous avez peur ? Je vous comprends. Aussi bien tout, alors, « pour ne pas voir ». Toutes les excuses sont bonnes :

« Ça, une naissance ? Allons, ça se saurait! Vous nous montrez, ici, un enfant qu'on torture.

Des enfants martyrs, cela existe hélas, nous le savons.
Les monstres! que lui font-ils, à cet amour ? Ils l'ont roué de coups ? Ils l'ont trempé dans l'huile bouillante, couché sur des charbons ardents ?
Il faut les condamner, les poursuivre... »
Parents dénaturés ?
Sadiques ? Monstres ?
Rien de tout cela.
Des gens comme vous et moi.
« Ils ont des yeux et ne voient pas. »
Tout, oui, pour « ne pas voir ».
Ce n'est pas un enfant qu'on torture,
c'est
une naissance.
Ces aveugles aux yeux grands ouverts,
voulez-vous les prendre
sur le fait ?
Tenez, une fois encore,
regardez.

6

La Sainte Famille.
Du moins telle qu'aujourd'hui...
Un petit être vient de naître.
La mère, le père le contemplent avec ravissement.
Il n'est pas jusqu'au jeune accoucheur qui ne partage l'allégresse générale.
Un même air de bonheur, d'étonnement éclaire les visages.
Tout le monde rayonne de contentement.
Tout le monde
sauf l'enfant.
L'enfant,
quel enfant ?

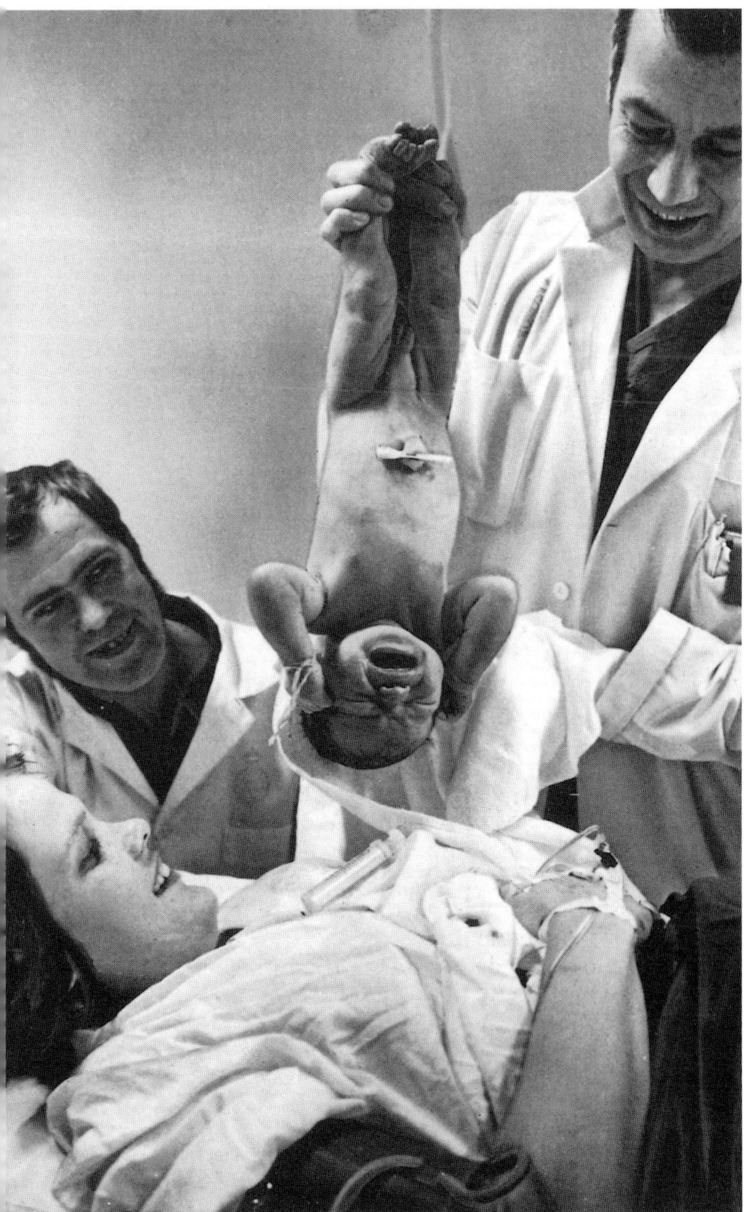

Ah, par Dieu, ce n'est pas possible!
Ce masque d'indicible angoisse,
ces mains qui se portent à la tête...
Tel apparaît l'être foudroyé,
le combattant mortellement blessé qui va, l'instant suivant, s'affaisser terrassé.
Ça, une naissance ? c'est un assassinat!
Et, devant une telle souffrance
ces parents extasiés!
Mais ce n'est pas croyable!
Oui, ce n'est pas croyable.
Et, pourtant,
c'est.

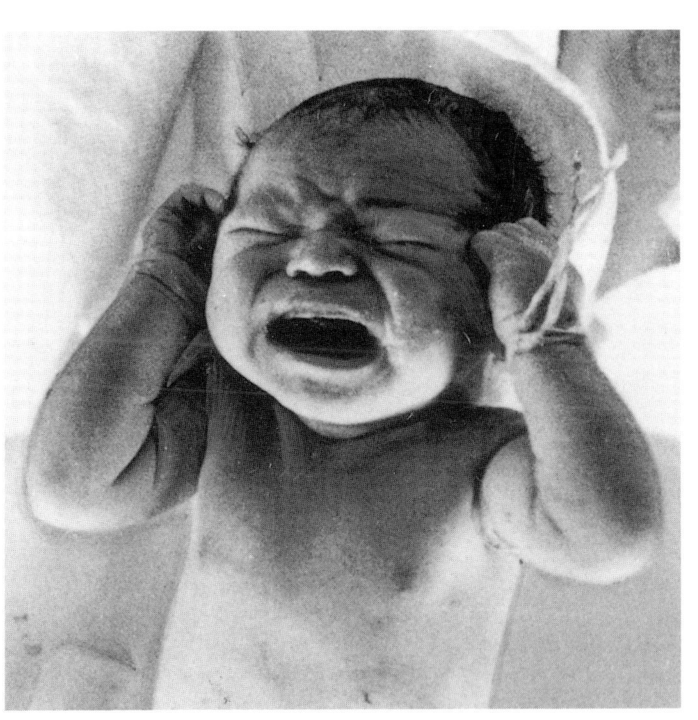

7

Quel fait extraordinaire que cet aveuglement. Par quel miracle...

Miracle ?

Non.

Comme toujours, les choses sont simples.

Voyons un peu.

Ce jeune médecin, de quoi sourit-il ?

Du bonheur de l'enfant ?

Pas exactement.

Il a réussi « son » accouchement. Ce qui n'est pas, toujours, chose facile. La mère va bien. L'enfant est sauf également et crie vigoureusement.

Alors, cet homme, il est content.

Content de soi, cela s'entend.

La mère, à présent.

Visage extatique. Cette femme sourit-elle de la beauté du bébé ?

Pas exactement.

Elle sourit parce que... c'est fini.

Cet accouchement « sans douleur », auquel elle ne croyait qu'à moitié, elle l'a réussi !

Elle est soulagée et, surtout, elle est fière.

Et qui oserait le lui reprocher ?

Le père...

Cet homme qui, sans doute, n'a jamais rien fait de bien extraordinaire, voilà qu'il a fait,

il le croit !

un enfant.

Il a une descendance !

Un petit être va grandir et reproduire,

illusion !

les perfections inestimables de l'auteur.

Alors, cet homme, naturellement, il est fier.

Dans cette affaire, tout le monde est content.

Content de soi, cela s'entend.

Car, pour ce qui est de l'enfant...

8

Faut-il pleurer ?
Oui.
De tant d'aveuglement.
Ce même aveuglement qui empêchait de comprendre la souffrance de la mère et faisait de l'accouchement un calvaire.
« Tu accoucheras dans la douleur. »
La vieille malédiction a vécu, le Ciel en soit loué.
Mais la naissance est là,
et son fardeau de misères.
N'est-il pas temps de faire pour l'enfant
ce qu'on a eu le bonheur de faire
pour sa mère ?

9

Oui, oui, faisons ce nouveau miracle.
Mais... comment ?
L'accouchement sans douleur se prépare.
Comment préparer le jeune prisonnier ?
Allons-nous plonger de fines électrodes au travers du tendre ventre maternel
pour les faire ensuite pénétrer dans le petit crâne ?
Ah, non, de grâce!
Nous savons les prouesses qu'accomplit la technologie de nos jours.
Nous savons moins, nous oublions
tout ce qui se cache de sadisme dans le cœur de l'homme :
percer, explorer, déchirer, déchiqueter, disséquer...
Ce qui anime ce jeune chercheur, ce futur prix Nobel armé d'aiguilles, de sondes et fier de sa panoplie électronique,

est-ce l'amour ?
Ou l'ambition ?
La science, la recherche recouvrent du même manteau respectable
autant de crimes
que, jadis, la religion.
C'était aussi pour nous sauver que l'Inquisition brûlait, torturait et que les Croisés faisaient couler le sang.
Autres temps, autres mœurs.
Mêmes pulsions.
De grâce, non, pas d'électrodes.
Essayons simplement de comprendre.
C'est en osant poser la question :
« Pourquoi
la femme souffre-t-elle en enfantant ? »
qu'on a entrevu la cause de son mal,
qu'on a perçu
sa peur.
Une fois encore, tendons l'oreille,
prenons courage, ouvrons notre cœur.
Peut-être allons-nous, enfin, entendre
ce que, depuis si longtemps,
toujours inutilement,
clament désespérément les enfants en arrivant.

II

« *La naissance est souffrance.* »
Gautama

1

La naissance est souffrance.
Et non pas seulement l'accouchement.
Venir au monde
est douloureux
autant que l'était, il n'y a pas si longtemps,
mettre au monde.
Quand il disait « la naissance est souffrance », le Bouddha parlait
non de la mère
mais de l'enfant.
Et ce qui fait l'horreur de naître...

2

Ce qui fait l'horreur de naître,
ce n'est pas tant la douleur
que la peur.
Pour le bébé, ce monde est terrifiant.
C'est la richesse, l'immensité suffocante de l'expérience qui affole le petit voyageur.
On dit, on croit que le nouveau-né ne sent rien.

Il sent tout!
Tout, totalement, sans filtre, sans choix, sans discrimination.
La naissance est tempête, elle est ouragan.
Et l'enfant fait naufrage,
anéanti qu'il est,
englouti, submergé
par un raz de marée de sensations
qu'il ne sait intégrer.
Notre seul crime est d'ignorer
que les sens du nouveau-né fonctionnent
et leur finesse, leur acuité.
Cette fraîcheur des sens porte un beau nom : jeunesse.
Nous autres, « grandes personnes »,
nous ne sentons plus rien.
Nos sens sont émoussés, blasés.
Malédiction, non de l'âge, mais bien de l'habitude
qui nous a fait la peau aussi rude,
morte, insensible,
que la carapace du rhinocéros, du crocodile.

3

Prenons la vue pour commencer.
Le nouveau-né ne voit pas?
C'est écrit dans les livres.
C'est dans l'esprit des gens.
Car autrement,
comment imaginer qu'on puisse braquer sur cet enfant un scialytique, des projecteurs que pas un chirurgien ne pourrait supporter ?
Baisser la lumière, quand le petit arrive ?
Allons, est-ce qu'on se gêne avec un aveugle ?

Aveugle, le nouveau-né ?
Ouvrons enfin les yeux.

Que voit-on ?

La tête à peine sortie, le corps encore prisonnier, l'enfant ouvre des yeux immenses.

Qu'il referme aussitôt avec le hurlement qu'on sait

tandis que se peint, sur le petit visage, une indicible souffrance.

On brûle les yeux de Michel Strogoff avec un sabre porté au blanc.

Quand donc Jules Verne avait-il fait cette expérience ?

Voudrait-on marquer l'enfant du sceau de la souffrance, de la violence,

lui faire savoir qu'il est tombé chez des fous,

oui, on ne pourrait trouver mieux que de braquer sur lui ces lumières aveuglantes.

Une bonne corrida, comment se prépare-t-elle ?

Comment fait-on un « bon » taureau furieux, ivre de douleur et de rage ?

On tient l'animal enfermé toute une semaine dans le noir.

Puis on le jette, d'un coup, dans la lumière aveuglante de l'arène.

Il fonce alors, il faut qu'il tue.

Hurle la foule !

Hurle l'enfant !

Aveugle, le nouveau-né ?

Aveuglé.

Quant aux aveugles...

4

Les oreilles, maintenant.

Est-il sourd, cet enfant ?

Pas plus qu'aveugle.

Quand il arrive au monde, il y a beau temps qu'il entend.

Il a déjà connu tant de bruits dans le corps de sa mère !

Les os qui craquent, les intestins qui borborygment,

et ce tambour grave, envoûtant qu'est le cœur.
Plus noble, plus grandiose,
rythmant encore ce rythme,
le ressac incessant, lancinant,
la grande houle
et parfois la tempête :
« sa » respiration.
Et puis, le verbe,
« sa » voix,
cette voix unique de par son timbre,
ses inflexions, ses humeurs, ses accents
dans lesquels est comme tissé l'enfant.
Et puis, les bruits du monde.
L'enfant connaît la voix de son père bien avant de l'avoir rencontré.
Quel grand concert!
Oui mais tout cela filtré, feutré, tempéré, amorti par les eaux.
Sorti de l'onde, comme le monde gronde!
Nos voix, nos cris sont, pour le malheureux, comme mille tonnerres.
Qui songe à parler bas dans une salle d'accouchement ?
« Poussez! mais poussez donc! »,
ces hurlements,
ce charretier qui encourage
l'attelage,
oui, cela doit charmer l'enfant.

5

Ah, malheureux, malheureux,
naître, quelle calamité!
tomber, d'un coup, dans toute notre ignorance, notre involontaire cruauté!
Et ta peau, mon petit, est-elle, au moins, mieux traitée ?
Voyons, ça ne sent rien, un bébé!
Ça ne sent rien, ah, vraiment ?

ça ne sent rien cette peau craintive qu'un rien fait vibrer,
cette peau qui sait si celui qui approche est ami ou ennemi et se met à trembler ?
Cette peau, à vif comme une brûlure, qui n'a connu que la tendresse, la caresse des muqueuses, que va-t-elle rencontrer ?
Serviettes-éponges, tissus grossiers
et parfois même la brosse!
Oh, la couronne d'épines!
Ce petit qui arrive,
il a roulé dans un roncier.
Alors il hurle.
Et nous rions à gorge déployée.

6

Quand on entrevoit ce calvaire,
on voudrait crier : « Assez! assez! »
Oui, l'enfer existe. Ce n'est pas un conte.
Et l'on y brûle vraiment.
Mais il n'est pas, cet enfer,
à la fin de la vie, dans un autre monde.
Il est ici,
au commencement.
Il est ce supplice que, sans le vouloir, nous infligeons à l'enfant,
il est ce roncier, il est ces flammes que nous mettons entre nous et cet innocent.

Est-ce enfin tout,
la fin de ce tourment ?
Non, non, ce feu
qui brûle sa peau, qui brûle ses yeux,
voilà qu'il s'engouffre au-dedans et mord l'enfant aux entrailles.

Oui, pire encore est la brûlure de l'air dans les poumons.
Il n'est que de repenser à la première cigarette,
la première tentative pour avaler la fumée.
Oh, ces hoquets, ces yeux soudain emplis de larmes, ce visage rouge, congestionné, cette toux furieuse!
Combien plus rude la brûlure,
combien plus neuve et insultante
cette intrusion de l'air
au-dedans!
Cette brûlure, oui, dépasse en horreur toutes les autres.
Dans l'enfant, tout se cabre,
tout se ferme, tout recrache,
tout cherche à repousser l'ennemi.
Et c'est le cri!
Ce premier hurlement, c'est un
non!
C'est le soubresaut d'un être qu'on assassine, qu'on viole,
c'est un refus outré, passionné
contre ce qui, justement, est
la vie!

7

C'est enfin tout, n'est-ce pas ?
Non, hélas!
L'enfant sorti, on l'attrape par un pied, on le laisse pendre, tête en bas.
Le petit corps, à vrai dire, est glissant, tout recouvert d'une graisse épaisse et blanche.
Il peut glisser, échapper et tomber.
En sorte que la prise est bonne.
Bonne... pour nous.
Mais cet enfant, trouve-t-il agréable de se balancer ainsi dans le vide ?

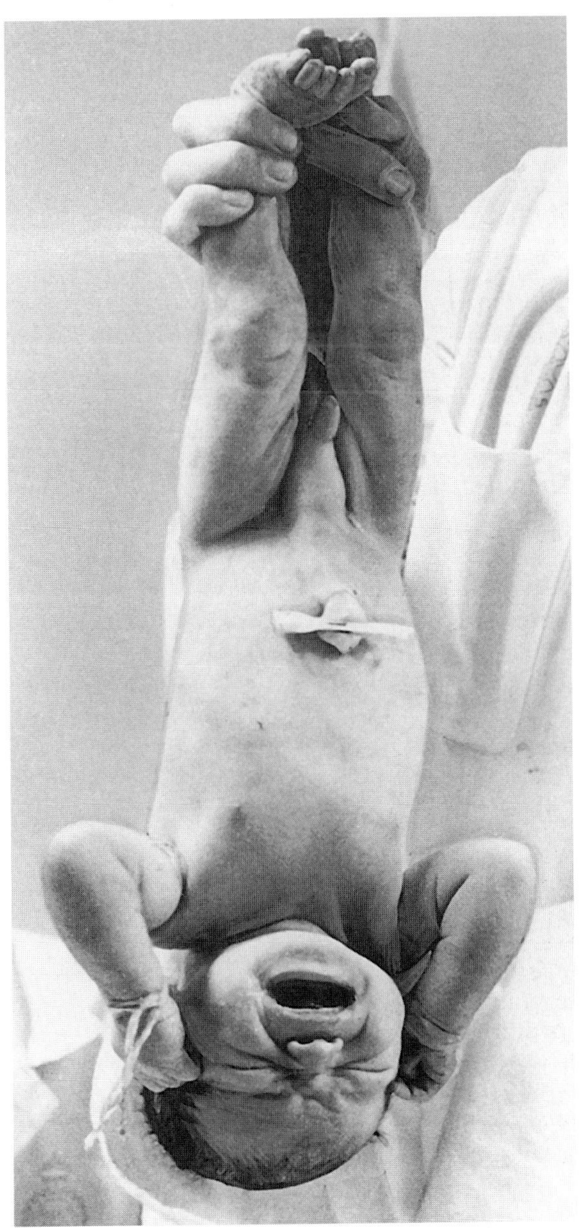

Il éprouve, à la vérité, un vertige sans nom,

et cette angoisse qui revient avec les cauchemars où l'ascenseur traverse le plafond,

ces descentes soudaines du sixième au rez-de-chaussée, chutes abominables quand le plancher vient, justement, à se dérober.

Tous les vertiges, toutes les angoisses portent une même signature :

la naissance.

Le mécanisme en est des plus simples.

Mais pour le bien comprendre il faut remonter en arrière, retourner dans la mère,

suivre les mésaventures de ce dos.

La force est « dans les reins », la peur

« entre les omoplates ».

Mes états d'âme sont, en fait, les « états de mon dos »!

8

Dans le sein maternel, la vie du bébé s'est déroulée en deux temps,

deux saisons qui s'opposent autant que l'hiver et l'été.

D'abord ce fut l' « âge d'or ».

Embryon,

petite plante immobile qui pousse, qui bourgeonne et qui devient, un jour,

fœtus.

La plante s'est faite animal : le mouvement l'envahit qui, du tronc, progresse vers la périphérie.

L'arbrisseau agite ses branches : le fœtus bouge, jouit de ses membres.

Grisante liberté.

Oui, c'est l'âge d'or : ce petit être est sans poids, donc sans entraves,

les eaux le portent et lui donnent

de l'oiseau, la légèreté,
du poisson, la vivacité.
Son royaume, en outre, est sans bornes
et donc sans bornes sa liberté :
durant cette première moitié de la grossesse, l'œuf (les membranes qui entourent l'enfant, les eaux dans lesquelles il baigne), l'œuf donc grandit plus vite que le bébé.

Il a beau, cet enfant, se développer, prospérer, son empire prospère plus encore.

A peine effleure-t-il des frontières qui, semble-t-il, reculent indéfiniment.

Nous avons des portraits du bienheureux à cet âge : il est l'image de la sérénité, de l'extase.

Hélas, pourquoi faut-il que tout, un jour, se doive tourner en son contraire !

Même prince, même au fond d'une caverne, on n'échappe pas à la loi.

Maudite oscillation universelle !

Passé le milieu de la grossesse, tout se renverse : l'enfant se met à grandir plus vite que l'œuf qui le contient.

On rencontre des murs.
Et bientôt, on s'y cogne.
L'univers se referme
et il enserre sa proie.

Jours radieux de la jeunesse, folle liberté, folle légèreté, où êtes-vous !

De prince qu'il était, régnant sur un empire sans bornes, l'enfant est devenu prisonnier.

Une prison.
Et quelle prison !
Un cachot si exigu qu'on en touche les murs, tous à la fois.

Le plafond est si bas qu'on ne peut redresser la tête.
Destin abominable mais implacable, inexorable.
Aussi, que faire ?
Accepter.
L'enfant se plie, se fait petit, courbe la tête.
Que ne sait-il que c'est lui qui grandit !

Il n'en peut plus d'acceptation, de soumission, d'humiliation, et voilà que la prison s'anime et, telle une pieuvre, étreint sa proie!

Les contractions ont commencé qui vont durer un mois,
ce dernier mois de la grossesse,
et qui, légères encore, préparent l'enfant à la tempête finale.
Le petit prisonnier, tout d'abord, a eu peur.
Passé les premières terreurs, il s'habitue.
Bientôt il aime.
Il a pris goût à cette caresse, cette étreinte.
Ce qui l'avait, d'abord, fait frémir, maintenant il s'en languit.
Quand cela vient, il frémit d'aise,
il se laisse faire, offre le dos, courbe la tête.
Car, oui, ce ne sont encore que caresses.

9

Un jour, hélas, le jeu est terminé.
La vague aimée se fait tempête,
l'amie, furie.
Cette chose qui étreignait l'enfant est devenue méchante.
Elle ne l'étreint plus, elle le broie.
Le jeu joyeux s'est fait haineux.
On ne fait plus l'amour,
on me chasse!
Mais... tu m'aimais
et tu me foules et tu me pousses en bas,
tu m'enfonces, tu veux ma mort
et que je saute
dans cet abîme, ce néant!

De toutes ses forces, l'enfant lutte
contre.
Ne pas quitter, ne pas sauter...
Tout, mais pas ce vide.
Hélas, que faire un contre cent, un contre mille, contre cette force démesurée, démente, acharnée!
Épaules serrées, tête rentrée, le cœur battant à rompre, l'enfant n'est plus qu'un bloc de terreur.
Les murs se resserrent encore.
Le cachot se fait tunnel
et le tunnel
entonnoir.
Cette terreur qui ne connaît plus de limites
se fait fureur.
Ivre de rage, le prisonnier se rue à l'assaut.
Il n'est plus que haine.
Ce mur, contre lequel ma tête s'écrase
il faut qu'il cède,
ce mur, ce mur qui veut ma mort.
Et, ce mur... c'est ma mère
qui m'a porté, qui m'a aimé!
Le monstre appuie plus fort.
Oh! ma tête,
ma tête qui porte tout ce poids de malheur comment n'éclate-t-elle pas!
La fin est proche, la mort est certaine.
Que ne sait-il, ce malheureux enfant
que plus les ténèbres sont épaisses plus il est près de la lumière,
de la vie!

10

Le monstre, une fois encore...
Et c'est alors
que tout explose.

Les murs : effondrés,
la prison, le cachot : disparus.
Rien!
L'univers a-t-il éclaté ?
Non, je suis né.
Autour de moi,
le vide.
Intolérable liberté.
Tout m'oppressait, m'écrasait
mais j'avais forme!
Geôle maudite, ma mère, où es-tu ?
Sans toi je ne suis que vertige,
viens, reviens, reviens-moi,
retiens-moi,
reprends-moi, broie-moi, écrase-moi,
mais que je sois!

11

La peur est par-derrière.

L'ennemi, toujours, vous attaque dans le dos.

L'enfant est ivre d'angoisse pour la simple raison que, soudain, plus rien ne tient son dos.

Ce dos qui s'est plié jour après jour,

que les contractions du travail ont bandé comme un arc,

voilà qu'on l'a lâché d'un coup.

Pour calmer, pour apaiser, pour rassurer, ce qu'il faudrait c'est rassembler le petit corps,

le protéger du vide,

ne lui donner de cette nouvelle liberté que ce qu'il en peut goûter.

Tout comme on comprime l'atmosphère autour du plongeur remonté trop précipitamment.

Au lieu de quoi on laisse pendre l'enfant raccroché par un pied, sa tête, qui a porté tout le poids du drame, ballant, tournoyant dans le vide!

12

Et où le met-on, ce martyr, cet enfant venu de la chaleur, de la tendresse des entrailles ?

Sur le plateau d'une balance!

Acier, dureté, froideur de glace,

froid qui mord comme le feu,

un sadique ferait-il mieux ?

Les hurlements redoublent.

L'assistance s'extasie :

« Vous entendez, vous entendez comme il crie! »

émerveillée qu'une si petite chose fasse tant de bruit.

13

On reprend l'enfant

toujours par les talons.

Nouveau voyage, nouveau vertige.

On le dépose sur quelque coin de table.

On l'abandonne,

pas pour longtemps,

toujours hurlant.

Les gouttes, maintenant.

C'est peu que ces yeux soient poignardés par la lumière, il faut les protéger contre une infection disparue depuis bien longtemps.

L'enfant se débat, lutte comme un possédé.

Mais nous sommes les plus forts, nous sommes les grands.

Alors on finit par forcer la tendre paupière, on laisse tomber quelques gouttes d'un liquide brûlant...

14

Voilà l'enfant enfin seul.

Perdu dans cet univers hostile, incompréhensible, dément, il n'en finit plus de suffoquer de peur.

Qu'on l'approche seulement, il tremble, il hurle de plus belle.

Fuir! fuir!

Alors on voit cette chose extraordinaire :

à bout de larmes, à bout de souffle, à bout de peines, le bébé fuit.

Il fuit non pas au loin : les jambes s'agitent mais ne peuvent le porter.

Il s'enfonce en lui-même.

Il se replie, se met en boule, se recroqueville.

Il ramène contre lui ses jambes et ses bras.

Il a repris la position, l'allure d'un fœtus.

Il rejette sa naissance
et le monde,
il se retrouve, par la posture, au paradis,
prisonnier symbolique du ventre maternel.

15

Hélas on le reprend, on l'habille.
Il faut être élégant,
faire honneur à maman
et supporter, pour elle, ces choses serrées, étroites, ces nœuds dans tous les sens.

16

Cette fois, la coupe est bue jusqu'à la lie.
L'enfant, ses forces épuisées, qui, pourtant, étaient grandes, s'effondre.
Il plonge, il sombre, dans le sommeil,
son seul refuge,
son seul ami.

17

Oui, voilà la naissance,
ce massacre d'un innocent,
ce supplice, ce calvaire.
Penser que d'un tel cataclysme il puisse ne rien rester, quelle candeur!
Les marques en sont partout :
dans la peau, dans les os, dans le dos,
dans les cauchemars,
dans la folie,
dans nos folies : prisons, torture.
Les mythes, les légendes,
les Saintes Écritures,
que disent-ils,
sinon cette tragique Odyssée ?

III

« La réponse est dans la question. »

1

Nous demandions :

« Comment préparer l'enfant ? Faut-il, avec de fines électrodes... »

Nous nous sentions perdus.

Ce n'est pas l'enfant qu'il faut préparer.

C'est nous.

Ce sont « nos » yeux qu'il faut ouvrir.

C'est « notre » aveuglement qui doit cesser.

Avec seulement un peu d'intelligence,
comme tout pourrait être simple.

2

Tout commence, en somme, par un paradoxe.

L'enfant était dans une prison, le voilà libre,
et il hurle !

Cela arrive, dit-on, aux prisonniers.

On ouvre leur cachot.

La liberté les saoule.

Ils n'ont de cesse de retrouver les barreaux qu'ils maudissaient.

En sorte qu'ils recommencent, ils récidivent comme si la geôle leur manquait.

A ce nouveau-né, que la liberté affole on voudrait dire :
« Mais enfin, malheureux, cesse de hurler!
tu es au désespoir, tu devrais exulter,
comprends ce qui t'arrive, jouis de ta liberté.
Vois comme tu peux t'ébattre, t'étirer.
Comment peux-tu pleurer! »
Confusion lamentable.
Comment la faire cesser ?
Comment faire comprendre à ce bébé ?
Très simplement.
Il faut parler, à cet enfant, son langage.
Il faut parler cette langue universelle
qui se parle partout, qui n'emploie pas de mots,
qui se comprend à tous les âges,
et qui s'appelle
l'amour.
Parler d'amour... au nouveau-né!
Naturellement.
Il faut lui parler comme se parlent
les amants.
Et les amants, que se disent-ils ?
Ils ne se parlent pas, ils se touchent.
Pour ce faire, ils ferment la lumière.
Ou, simplement, les yeux.
Ils refont la nuit autour d'eux.

Dans les ténèbres retrouvées, en silence, ils s'effleurent, ils se parlent.

Ils s'entourent de leurs bras, ils refont la chère, la vieille prison qui les protège du monde.

Ce sont leurs mains qui parlent,
ce sont leurs corps qui se comprennent.
Oui, c'est ainsi qu'il faut parler au nouveau-né,
avec des mains légères
mais attentives,
mais aimantes,
qui vont lentement, lentement,
au rythme de « son » souffle.

Mais n'allons pas trop vite!
Avançons pas à pas,
sens par sens.

3

Commençons par la vue.

Faisons comme les amants : éteignons les lumières.

Qui pourrait faire l'amour éclairé par des projecteurs ?

Gardons juste ce qu'il faut pour voir ce que l'on fait, surveiller que la femme ne risque pas de se déchirer, et juger de l'état de l'enfant.

Comme l'ombre est apaisante!

La mère, elle-même, goûte cette pénombre.

Ne ferme-t-on pas les yeux pour mieux écouter ?

4

Les oreilles maintenant.

Rien de plus simple : faisons silence.

Simple ?

C'est moins facile qu'il n'y paraît.

Nous sommes tellement bavards.

En outre, rester silencieux avec quelqu'un est une expérience si troublante que l'on n'ose s'y aventurer.

Faire silence, être attentif à l' « autre », écouter, percevoir par-delà les mots, est le fruit d'un effort.

Il faut s'y préparer. S'y entraîner.

Et en comprendre le pourquoi.

Les premières femmes qui furent accouchées en silence furent si troublées que la chose vaut d'être contée.

Déjà pendant la fin du travail et l'expulsion, nous parlions peu et à voix basse pour ne pas troubler la paix qui s'installait et préparer le climat propre à recevoir l'enfant. Mais, une fois le bébé sorti, nous ne prononcions plus un mot.

S'il fallait, parfois, dire quelque chose, donner un ordre, une indication, c'était d'une voix presque inaudible, chuchotée. Pour ne pas troubler les premiers instants du nouveau-né.

Cette manière de faire, toute naturelle et pourtant si surprenante, prenait les femmes tellement au dépourvu qu'elles étaient rapidement prises de panique!

L'enfant, au lieu de hurler comme à l'accoutumée, se contentait, après deux ou trois cris vigoureux, de respirer puissamment. En sorte que dans ce silence intense les femmes entendaient... qu'elles n'entendaient pas l'enfant crier!

Leurs yeux disaient alors vite leur surprise et bientôt leur angoisse! Allant de l'un à l'autre des assistants, comme ils étaient chargés de questions!

Soudain, n'y tenant plus, leur cœur se libérait :

« Et pourquoi il ne crie pas, mon enfant! »

C'était déchirant. C'était stupéfiant. C'était navrant.

« Et pourquoi il ne crie pas, mon enfant! »

C'était le cri désolé de l'enfant dont on a cassé le jouet!

« Et pourquoi il ne crie pas, mon enfant! »

Il y avait dans cette exclamation une telle surprise, un tel regret, une telle revendication, que nous restions sidérés. Tant il est entendu qu'il « faut » que l'enfant crie. Tant « naissance et souffrance » sont inconsciemment unies dans l'esprit. Tant ces cris des nouveau-nés font partie des choses intangibles.

Que dire ? Que répondre ?

Ces femmes n'avaient pas été prévenues, préparées parce que ce silence, pour nous, allait de soi.

Nous sommes si dénaturés qu'une chose vraie, simple, nous prend au dépourvu, nous stupéfie.

« Mon enfant ne vit pas! » continuait la voix désolée.

C'était ridicule, lamentable.

« Votre enfant va très bien », disions-nous, tandis que du geste nous invitions la femme à baisser la voix. Toujours pour épargner les oreilles du bébé.

Notre voix chuchotée troublait encore plus la malheureuse !

« Il est mort ! Il est mort, mon bébé ! » s'exclamaient-elles, entonnant la vieille litanie.

Mort ? Elles avaient leur enfant sur leur ventre, tout remuant, frétillant.

« Allons ! disions-nous, les morts ne bougent pas. Vous sentez bien comme votre enfant remue. Vous sentez bien combien il est content. »

C'était dit, hélas, toujours à voix basse !

Comment faire le bonheur et de la mère et de l'enfant... !

Nous tentions alors, en vérité trop tard, d'expliquer le pourquoi de ce silence, le respect de l'enfant, le souci de ses oreilles, le soin de ne pas l'effrayer par des éclats de voix. Nous tentions de dire à la femme qu'il n'est pas plus nécessaire de souffrir et de hurler pour venir au monde, qu'il n'est fatal de vivre un calvaire pour accoucher. Peine perdue. Cela venait trop tard.

Nos explications ne les convainquaient pas. Leurs yeux restaient chargés de doutes. De regrets !

Elles finissaient pourtant par se calmer.

« Votre enfant va aussi bien que possible », reprenions-nous pour les encourager.

« Vous croyez ? » disaient-elles

du ton d'une complète incrédulité !

Pour être juste il faut dire qu'un enfant qui, à la naissance, après un ou deux cris se met à gazouiller, qui bâille, s'étire, et entre dans la vie comme on sortirait d'un sommeil bienfaisant,

c'est assez surprenant.

C'est aussi imprévu et troublant pour qui n'en a pas l'habitude, qu'une femme qui accouche avec le sourire, sans un cri, le visage rayonnant.

Tout ceci pour dire que les femmes doivent être préparées.

Non pas conditionnées ! Au contraire. Puisqu'il faut qu'elles soient éveillées, conscientes.

Mais il faut qu'elles comprennent. Il faut qu'elles

sachent que l'enfant entend, que ses oreilles sont sensibles. Qu'on les blesse facilement.

Bref, il faut, dès ce premier instant, qu'elles apprennent à aimer l'enfant pour lui. Non pour elles.

Ce bébé, ce n'est pas un jouet, une parure. C'est un être qui leur est confié.

Puissent les femmes comprendre, sentir :

« Je suis *sa* mère »

et non

« C'est *mon* enfant. »

5

Cet apprentissage du silence, indispensable pour les femmes, l'est tout autant pour ceux qui font l'accouchement, accoucheurs ou sages-femmes.

On parle fort en salle d'accouchement. Les exhortations : « Allons, poussez! poussez! » sont rarement chuchotées.

C'est grand dommage.

Les éclats sonores troublent les femmes bien plus qu'ils ne les aident. En leur parlant presque à voix basse, on les détend. Et l'on fait plus pour elles qu'en criant.

Que les assistants se mettent donc, eux aussi, à l'école du silence. Qu'ils se préparent à recevoir l'enfant dignement.

6

Obscurité, ou presque, silence...

Une paix profonde s'installe, sans même qu'on y prenne garde.

Et le respect avec lequel il convient d'accueillir le voyageur qui arrive, le bébé.

Dans une église, on ne crie pas. D'instinct on baisse la voix. S'il est un lieu saint, c'est ici.

Pénombre, silence, que faut-il encore ?

De la patience. Ou plus exactement l'apprentissage d'une grande lenteur. Voisine de l'immobilité.

Faute d'accéder à cette tranquillité intérieure, on ne peut espérer le succès. On ne peut communiquer avec un bébé.

Accepter cette lenteur, s'en pénétrer, se ralentir, est encore un exercice, demande une préparation.

Tant pour la femme que pour ceux qui l'assistent.

Pour réussir il faut comprendre, une fois encore, de quel monde étrange vient le bébé.

C'est centimètre par centimètre, ou moins encore, qu'il avançait dans sa descente aux enfers. Avec des mouvements qui, ayant de moins en moins d'amplitude, n'en emmagasinaient que plus de force, accumulant, en quelque sorte, une énergie considérable.

Faute de faire l'expérience dans son propre corps de cette extrême lenteur, impossible de comprendre la naissance. Impossible de rencontrer le nouveau-né.

Pour que cette compréhension, cette rencontre se fassent, il faut sortir du temps. Sortir de « notre » temps, de l'habitude, du goût tout personnel que nous avons de son écoulement, de sa durée précipitée.

Notre temps et le temps du nouveau-né sont presque inconciliables.

L'un est d'une lenteur proche de l'immobilité.

L'autre, le nôtre, est agitation voisine de la frénésie.

Du reste, nous ne sommes jamais « là ». Nous sommes toujours ailleurs. Dans le passé, nos souvenirs. Dans le futur, nos projets. Nous sommes toujours avant ou après. « Maintenant », jamais.

Pour rencontrer le nouveau-né, il faut sortir de notre temps qui court furieusement.

Voilà qui semble encore impossible.

Comment sortir du temps, ce flot furieux ?

Très simplement.

Il suffit d' « être là ».

« Être là », comme s'il n'y avait plus de futur, plus d' « après ». La seule idée qu'il faut que la chose se termine, qu'un autre rendez-vous attend, tout est faussé.

Il faut « être là » comme à la fin des temps. Et c' « est » la fin des temps. Puisque c'en est le commencement.

Une fois encore, tout est très simple. Et apparemment impossible.

Comment concilier l'inconciliable, faire se rencontrer zéro et l'infini ?

Par une attention passionnée.

L'observateur découvre le nouveau-né, qu'en fait il n'avait jamais vu. Il en éprouve une telle surprise... qu'il oublie tout. Lui-même compris.

Il disparaît !

Plus d'observateur !

Il ne reste que le bébé.

Cette ancienne, cette éternelle et illusoire division de celui qui regarde et de la chose regardée a cessé.

Il ne subsiste que cet enfant que l'on contemple. Non pas avec ce qu'on en sait, qu'on a appris, qu'on nous a dit, qu'on en a lu. On le contemple tel qu'il est.

On le regarde. Ou mieux, on se laisse envahir par lui. Sans références. Sans préjugés. En toute innocence. En toute nouveauté.

On devient « lui ».

L'accoucheur est redevenu nouveau-né.

Il a revécu son obsession, il a revécu sa naissance. Il a retrouvé sa pureté.

Sans le savoir il est sorti du temps.

Il est, avec l'enfant, sur le seuil de l'éternité.

Mais voici qu'à mon tour je vole, je m'avance...

Attendons au moins le bébé.

7

Voilà.

Tout est prêt : pénombre, silence, recueillement. Le temps s'est arrêté.

L'enfant peut arriver.

8

Et le voici!

Il sort... D'abord la tête. Et puis les bras qu'on aide à dégager en glissant un doigt sous chaque aisselle.

Soutenant ainsi le bébé sous chaque bras, on le hisse, comme on le tirerait hors d'un puits. On ne touche surtout pas sa tête! Et on le dépose directement sur le ventre maternel.

Quel endroit conviendrait mieux pour recevoir l'enfant ? Ce ventre de la femme, il a la forme, il a la taille exacte du bébé. Bombé l'instant d'avant, creux maintenant, il semble attendre, comme un nid.

En outre, sa tiédeur, sa souplesse, le fait qu'il monte et redescende au rythme de la respiration, la douceur, la chaleur vivante de la peau, tout en fait par excellence le lieu où déposer le nouveau-né.

Enfin, et ceci est d'importance, la proximité permet de conserver intact le cordon.

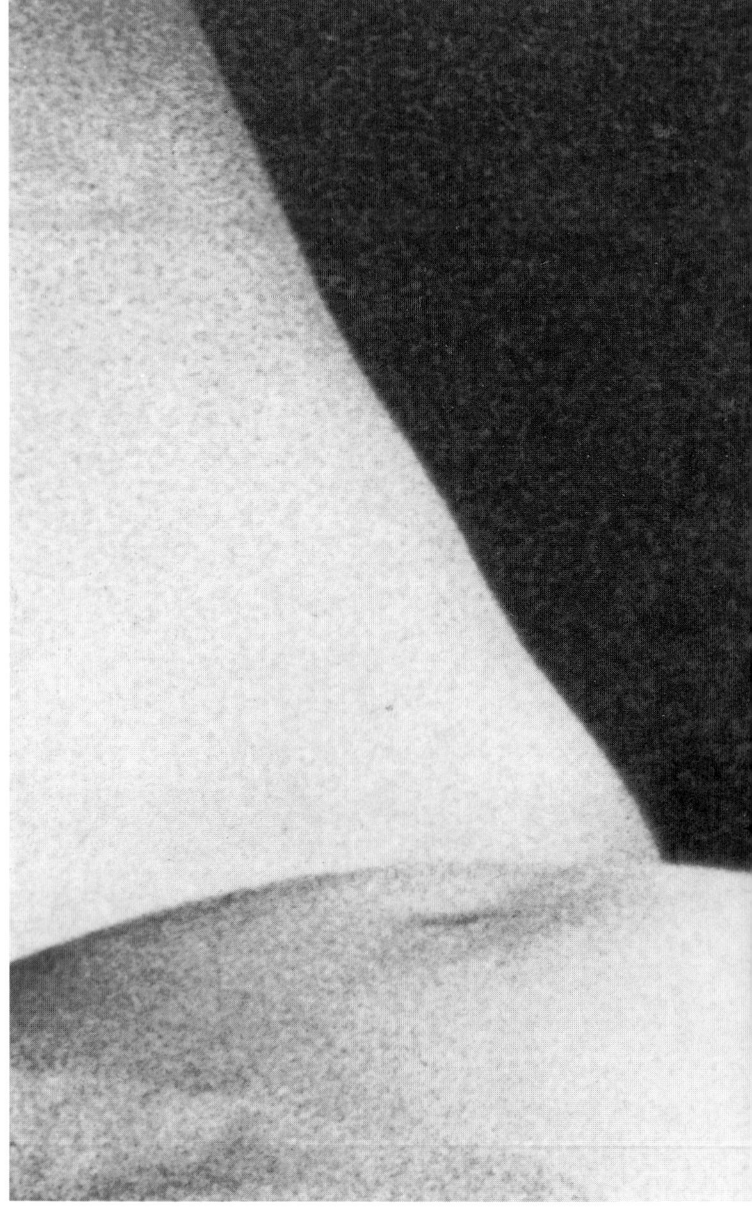

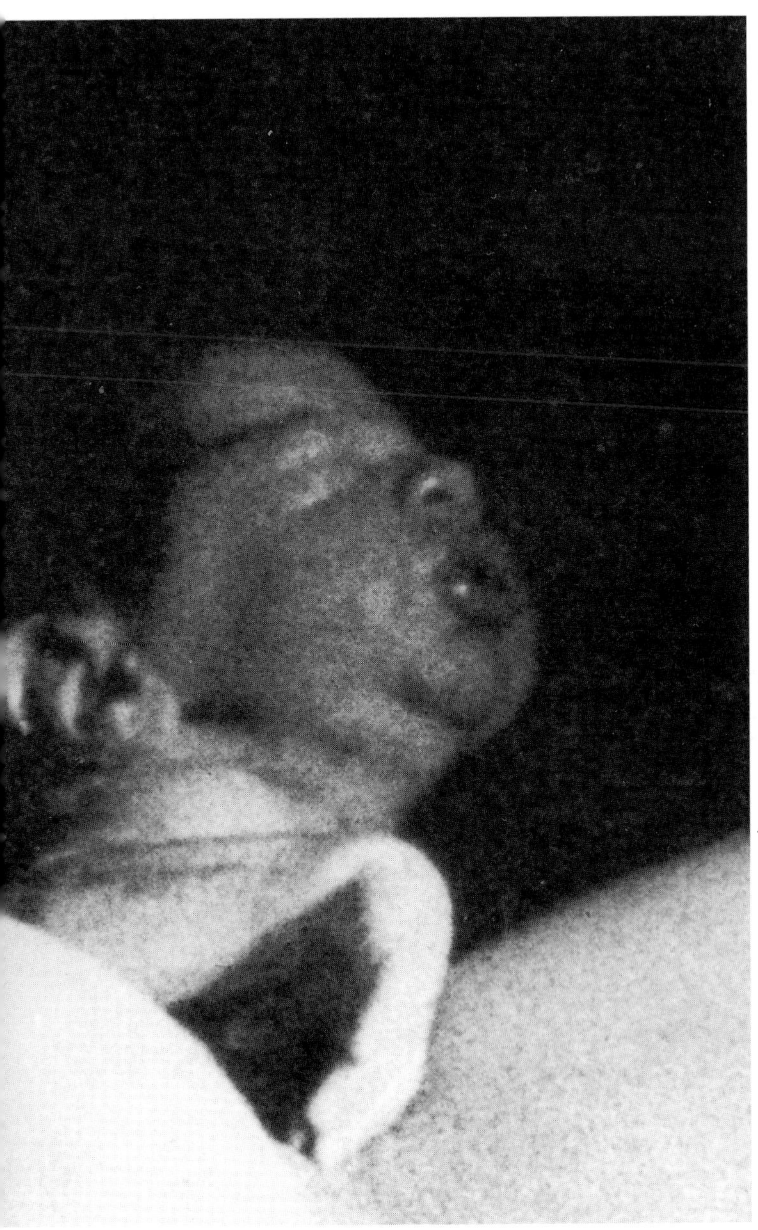

9

Couper le cordon, à peine l'enfant sorti du ventre maternel, est un acte d'une grande cruauté. Et dont on mesure mal l'effet sur le bébé.

Le conserver intact tant qu'il bat, c'est transformer la naissance.

C'est, d'abord, obliger l'accoucheur à la patience. C'est l'inviter, lui comme la mère, à respecter le rythme de l'enfant.

C'est, en fait, bien plus encore.

Nous l'avons dit, l'air, en envahissant les poumons, fait au bébé l'effet d'une brûlure.

Il y a plus.

L'enfant, avant de naître, vivait dans l'unité.

Il ne faisait aucune différence entre le monde et lui-même, puisque, dehors, dedans, c'était tout un. Il ignorait les contraires. Il ne savait rien du froid, par exemple. Ce froid qui n'est que par opposé avec le chaud. La température du corps du bébé, celle du corps de la mère, étant strictement identiques, où trouver une différence, une cloison ?

En sorte qu'avant la naissance n'existaient ni dehors ni dedans, pas plus que froid ou chaud.

En venant au monde le nouveau-né tombe dans le royaume des contraires, où tout est bon ou mauvais, plaisant ou déplaisant, agréable ou désagréable, sec ou mouillé... Il découvre ces opposés, aussi inséparables que frères ennemis.

Et comment l'enfant entre-t-il dans ce royaume des contraires ? Par les sens ? Non. Cela ne viendra que plus tard.

C'est par la respiration que l'enfant entre dans le royaume des opposés. Quand se fait sa première inspiration, il franchit un seuil. Le voilà entré.

Il inspire. De cette inspiration naît son contraire : l'expiration. Qui à son tour...

Voilà lancée pour jamais cette interminable oscillation, le principe même de ce monde où tout n'est que respiration, balancement, où tout, éternellement, naît de son propre contraire, le jour de la nuit, l'été de l'hiver, la richesse de la pauvreté, la force de l'humilité.

Sans fin. Sans commencement.

10

Respirer, c'est être à l'unisson du monde, en accord avec l'universelle et éternelle pulsation.

Plus simplement, c'est prendre de l'oxygène et se débarrasser de déchets, gaz carbonique essentiellement.

Mais dans ce simple échange deux univers se rencontrent, s'approchent l'un de l'autre, tentent de se mélanger, se toucher : le monde du dehors et celui du dedans.

Deux mondes, maintenant séparés, tentent de se retrouver, se rejoindre : celui du dedans, de l'organisme, le petit moi et le vaste monde.

Dans les poumons, affluent le sang qui monte des profondeurs et l'air qui vient d'en haut.

Cet air, ce sang, ils se ruent l'un vers l'autre, avides de se mêler.

Ils ne le peuvent, séparés qu'ils sont par un mur, la mince cloison des alvéoles.

Et l'un et l'autre « soupirent » après l'unité perdue.

Le sang, donc, arrive aux poumons, sombre, vidé d'oxygène, lourd de déchets, gaz carbonique et autres, qui le font vieux, sans forces, moribond. Il va s'y débarrasser de sa vieillesse, se recharger en énergie, en jeunesse.

Transfiguré par ce passage en la fontaine de Jouvence, il repart, vif, riche et rouge. Plonge à nouveau dans les profondeurs, y distribue ses richesses. S'y laisse, une fois de plus, accabler de déchets. Retourne aux poumons, s'y régénère... Et la ronde continue, indéfiniment.

Quant au cœur, il anime la course, envoyant le sang rajeuni vers les tissus assoiffés de l'organisme, au long de ce qu'on appelle grande circulation. Tandis qu'il renvoie, d'un mouvement opposé mais synchrone, le sang vieux et usé vers la fontaine de Jouvence, les poumons. Au long de ce qu'on appelle petite circulation.

Circulation grande de par la longueur des trajets qui conduisent le sang du cœur jusqu'aux limites du royaume : sommet de la tête, extrémités des membres, viscères.

Circulation petite de par la brièveté du trajet qui conduit le sang du cœur aux poumons et l'en ramène.

Comment les choses se passent-elles pour le fœtus, lui dont les poumons ne fonctionnent pas encore ?

Le sang du fœtus a besoin, tout comme le nôtre, de se régénérer.

Pour ce faire, c'est au placenta qu'il se rend. Ce placenta qui, entre autres, lui tient lieu de poumons.

Le sang y arrive et en repart par le cordon : trois vaisseaux, une veine et deux artères dans un fourreau.

Le sang se régénère dans le placenta, non pas au contact de l'air mais au contact du sang de la mère qui lui-même dans les poumons de la femme...

La mère respire pour le bébé. Tout comme elle mange pour lui, le porte, l'abrite. Dort, rêve. Fait tout pour lui...

L'enfant, avant la naissance, n'est-il pas dans une dépendance complète ?

Or, lors de la naissance, qu'arrive-t-il ? Une aventure extraordinaire, un bouleversement, une révolution : le sang qui, jusqu'alors, allait au cordon, s'aventure dans les jeunes poumons !

Il quitte la vieille route, la voie familière. Il abandonne le chemin de la mère.

En respirant, en oxygénant son sang par ses propres poumons, l'enfant s'assume lui-même.

Il dit :

« Femme, qu'y a-t-il de commun entre toi et moi ?

Est-il besoin d'intermédiaire entre la terre et moi ? »

Voilà ce que proclame l'enfant en respirant.

Ce n'est qu'un premier pas : pour tout sauf pour l'air, l'enfant dépend totalement de sa mère.

Mais c'est la direction qui compte.

En respirant, l'enfant prend le chemin de l'indépendance, de l'autonomie, de la liberté. En même temps qu'il saute de l'éternité dans le temps. Et de la continuité dans l'oscillation.

Mais, d'une manière tout immédiate, toute grossière, le sang abandonne-t-il la vieille route cordon-placenta d'un seul coup ? Se jette-t-il comme un fou dans les poumons ?

Cela dépend.

Que ce passage se fasse lentement, en douceur ou brutalement dans la panique et la terreur, et la naissance se fait éveil paisible... ou tragédie.

11

La nature, dit-on, ne fait pas de sauts.

La naissance en est un : changement de monde, de niveau.

Comment résoudre la contradiction ? Comment la nature s'y est-elle prise pour adoucir un passage qui s'annonce rude ?

Très simplement.

La nature est une mère sévère mais aimante. Nous méconnaissons ses intentions. Puis la blâmons !

Pour ce qui est de la naissance tout est en place pour que le saut, l'atterrissage, se fasse avec la légèreté voulue.

On a justement insisté sur le danger que court l'enfant : l'anoxie.

L'anoxie est le manque du précieux oxygène auquel le système nerveux est tout spécialement sensible.

Que l'enfant vienne à manquer du gaz indispensable, il en résulte une blessure irréparable pour le cerveau. Et voici un être estropié pour la vie.

En sorte qu'à la naissance l'enfant ne doit, à aucun prix, manquer d'oxygène. Pas même un instant.

Voilà ce que dit le savant. Il a raison.

La nature, du reste, en a jugé exactement comme son fameux compère.

Elle a fait en sorte que, pendant le passage périlleux, l'enfant soit oxygéné deux fois au lieu d'une : par ses poumons *et* par son cordon.

Deux systèmes fonctionnent ensemble, l'un prenant le relais de l'autre : l'ancien, le cordon, continue d'oxygéner l'enfant jusqu'à ce que le nouveau, les poumons, ait pleinement pris la relève.

L'enfant une fois né, sorti de la mère, lui reste relié par ce cordon qui continue de battre puissamment pendant de longues minutes. Quatre, cinq et souvent plus.

Oxygéné par ce cordon, à l'abri de l'anoxie, l'enfant peut, sans danger et sans heurt, s'installer dans la respiration, à son gré, sans précipitation.

Le sang, en outre, a tout loisir pour quitter l'ancienne route (qui le menait au placenta) et investir progressivement la circulation pulmonaire.

Pendant ce temps, parallèlement, un orifice se ferme dans le cœur : le chemin du passé est fermé.

En somme, pendant quatre ou cinq minutes le nouveau-né reste à cheval sur deux mondes. Oxygéné de deux côtés, il passe de l'un à l'autre progressivement, sans brutalité. Et c'est à peine si on l'entend crier.

Qu'a-t-il fallu pour réussir ce miracle ? Un peu de patience. Ne rien brusquer. Savoir attendre. Savoir donner à l'enfant le temps de s'installer.

On voit qu'un entraînement est nécessaire. Sinon, comment rester cinq longues minutes sans rien faire ?

Quand tout nous pousse en sens contraire, la distraction, les automatismes, l'habitude. Et une étrange nervosité, fruit de l'angoisse refoulée... de notre propre naissance.

12

Pour l'enfant le bienfait est considérable.

Selon que le cordon est coupé immédiatement ou quand il a cessé de battre, l'expérience que fait le bébé de son entrée dans le monde, partant, le sentiment qu'il a de son nouvel état, le goût qu'il aura de la vie, est tout différent.

Couper le cordon immédiatement c'est priver brutalement le cerveau d'oxygène.

A quoi tout l'être réagit avec la violence que l'on sait : panique, agitation frénétique, hurlements déchirants, angoissants.

Nous avons créé le plus magnifique des stress!

Contre cette agression tout le système de défense s'est déclenché.

Si l'on veut s'assurer que le système d'alarme fonctionne, c'est parfait.

Mais nous avons créé un réflexe conditionné, un de ces « nœuds » dont Pavlov nous a montré la force : nous avons uni pour jamais « respiration et agression »!

La vie est ce contre quoi il faut se défendre!

Nous avons lié indissolublement respiration et mort, vie et angoisse.

Admirable entrée en matière!

Voilà la névrose constituée. Nous avons mis l'enfant devant un choix impossible :

qu'il respire profondément, il se laisse envahir par le feu,

et les hurlements disent assez l'intensité de la brûlure,

qu'il retienne son souffle, au contraire, et c'est l'expérience délicieuse de... la noyade.

Nous offrons au jeune argonaute de périr par l'onde ou par les flammes!

Pour retrouver le goût de cette panique, de cette angoisse, il n'est que de demander à un ami de vous tenir la bouche et le nez bien fermés.

Trente secondes suffisent.

On s'en voudrait d'insister.

13

Combien différente, combien douce l'entrée dans la vie si le cordon est respecté.

A aucun moment le cerveau n'est privé d'oxygène. Il en reçoit, au contraire, de deux côtés.

Sans agression, pourquoi le système d'alarme se déclencherait-il ?

Pas de stress. Partant, pas de panique.

Un passage harmonieux, progressif d'un monde dans un autre monde.

Le sang, pour sa part, change de route sans heurt.

Les poumons ne sont débordés à aucun moment. Pas plus du dehors que du dedans.

Quand l'enfant sort, il pousse un cri. La cage thoracique, jusque-là comprimée à l'extrême et que, brusquement, plus rien n'entrave, s'est ouverte. Un vide s'est créé. L'air s'y est engouffré. C'est la première inspiration. Laquelle est acte passif.

C'est aussi la brûlure.

Blessé, l'enfant répond en expirant. Il chasse l'air furieusement. C'est le cri.

Et souvent, alors, tout s'arrête.

Comme stupéfait d'une telle douleur, l'enfant marque une pause.

Il arrive qu'avant cette pause le cri se soit répété deux, trois fois.

Devant cette pause, nous nous affolons. Et d'habitude... gifles, flagellation, fessée...

Mais ici, mieux instruits et contrôlant nos impulsions, confiants dans la nature et dans les puissants battements du cordon, nous nous abstenons d'intervenir. Et nous voyons... la respiration reprendre d'elle-même.

D'abord hésitante, prudente, marquant encore des arrêts.

L'enfant, oxygéné par son cordon, prend son temps, et, de la brûlure, juste ce qu'il peut supporter.

Il s'arrête encore, recommence. Il s'habitue, respire profondément. Et bientôt prend plaisir à ce qui l'avait d'abord si cruellement blessé.

En peu de temps, la respiration est pleine, ample, libre, joyeuse.

L'enfant aura poussé, en tout, un cri, ou deux. Et l'on n'aura plus entendu que son souffle intense, troublant, ponctué de petits cris, brefs, ceux-là, exclamations de surprise, débordements d'énergie. Un peu comme les « han ! » que font entendre les bûcherons, les lutteurs.

Au souffle se mêleront les bruits que fait le bébé avec ses lèvres, avec son nez, avec sa gorge.

Tout un langage déjà.

Jamais, en tout cas, ces hurlements de terreur, ces gémissements de désespoir, ces cris d'hystérie.

Quand l'enfant vient au monde, il faut qu'il crie ?

Sans aucun doute.

Mais pourquoi faudrait-il qu'il sanglote ?

14

L'enfant, prenant plaisir à l'expérience, goûtant sa nouveauté, oublie sans mal le monde qu'il a laissé.

Pas un regard en arrière, pas un regret.

Il entre dans la vie comme on sort d'un bon, d'un merveilleux sommeil,

non d'un cauchemar.

Quand le présent est si délectable, pourquoi se cramponnerait-on au passé ?

Le cordon, à présent, a cessé de battre ?

On le sectionne.

Pas un cri ! Pas un émoi, pas même un tremblement, une légère secousse.

Un lien mort est simplement tombé.

On n'a pas « arraché » l'enfant à sa mère.

L'un et l'autre se sont séparés.

Et le jeune voyageur ayant pris solidement, gracieusement pied sur la rive, pourquoi se retournerait-il vers le passé ?

Que merveilleuse, qu'intelligente est donc une telle naissance !

En continuant d'oxygéner son enfant par son cordon, la mère l'a accompagné, lui a fait faire ses premiers pas dans ce monde redoutable.

Tout comme plus tard, l'enfant s'essayant à marcher, la mère lui offre une main à laquelle s'appuyer.

Main simplement ouverte, offerte, que l'enfant peut reprendre et lâcher à mesure qu'il prend confiance dans ses propres forces.

Quelle mère songerait
à retirer soudain sa main
alors qu'encore tout incertain
l'enfant s'aventure
et fait ses premiers pas ?

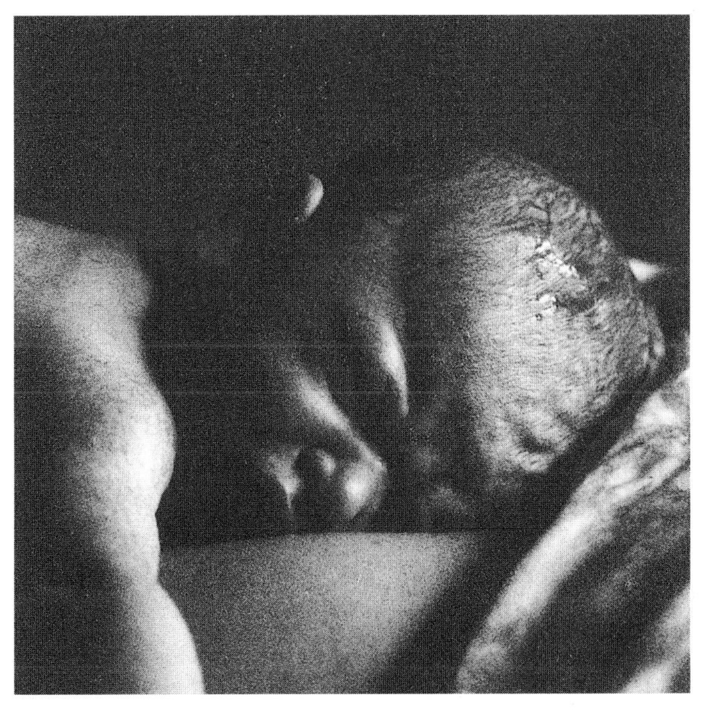

15

Cet instant de la naissance,
apprenez à le respecter.
Moment fragile, mouvement subtil,
insaisissable autant que celui de l'éveil
au matin.
On est entre deux mondes,
sur un seuil.

L'enfant est là, qui hésite.
De grâce, n'allez pas le pousser !
Voulez-vous le faire tomber ?
Laissez ce petit être
entrer comme il l'entend,
à son allure, à son rythme.
Laissez-le prendre son temps.

Voyez l'oiseau prendre son vol,
voyez-le lourd et maladroit,
traînant des ailes qui l'encombrent,
voyez-le gauche et puis...
voici qu'il vole !
Il a quitté la terre, c'est l'air qui le porte, le fait gracieux,
léger.
Quand donc est-il passé d'un royaume dans l'autre ?
C'est si subtil que l'œil ne peut le saisir.
Subtil comme d'entrer ou de sortir
du temps.

Et puis, voici la marée qui monte, imperceptible,
irrésistible
et qui se met à redescendre.
A quel moment s'est-elle renversée ?
Avez-vous l'oreille assez fine
pour entendre l'océan
respirer ?

Oui, cette naissance,
cette vague qui se détache de la vague,
naît de la mer sans la quitter,
n'y touchez pas avec vos mains grossières.
Vous n'entendez rien aux mystères.
L'enfant en vient,
laissez-le faire : il sait.

Laissez-le, voyez,
une vague le pousse sur le rivage,
une autre le reprend, le pousse un peu plus haut.
Une autre encore
et le voilà sorti des flots.
La terre le porte.
Il est libre de l'onde
et affolé de l'être.
Ne troublez rien.
Attendez.
C'est la première aube.
Laissez alors à cette aurore
toute sa grandeur, sa majesté.
Attendez, attendez
laissez à la naissance
toute sa lenteur, sa gravité.
Cet enfant, pour la première fois,
s'éveille.
Ne troublez rien alors qu'il quitte
le royaume des songes.
Voyez,
un pied court encore et s'attarde
au jardin du rêve,
l'autre vient de heurter
le bord du lit!
On a sauté dans la durée,
on a quitté l'éternité.
Cet enfant s'est mis à respirer!

16

Le reste, ce sont des détails.

La respiration une fois installée, tout est dit, tout est fait. Et tout est réussi. Ou raté pour jamais.

Mais les détails, comme toujours, ne sont pas sans importance.

Sur le ventre de la mère, comment faut-il placer l'enfant ? Faut-il le mettre sur le côté, à plat ventre, sur le dos ?

Jamais directement sur le dos! Ce serait redresser, déployer d'un coup cette colonne qu'il a fallu des mois pour courber.

Ce serait libérer sans prudence les énergies considérables qui s'y trouvent enfermées. La violence du choc serait intolérable. Ce serait une véritable explosion.

Laissez l'enfant dérouler son dos comme il l'entend.

Au reste, chaque nouveau-né arrive avec son caractère, son tempérament.

Chacun fait son entrée à son rythme, à sa façon.

Il en est qui, à peine sortis, se redressent fièrement, se cambrent, allongeant leurs bras devant eux.

Ce sont les enfants forts. Ils s'installent dans leur nouveau domaine comme des rois.

Leur colonne s'est redressée d'un coup tel un arc puissamment bandé et qui lâche sa flèche.

Il arrive aussi qu'ébranlés par la violence du choc, effrayés de leur propre audace, ils fassent ensuite marche arrière.

D'autres, d'abord pelotonnés, s'ouvrent progressivement.

C'est avec prudence qu'ils s'aventurent.

Aussi, le mieux est-il de déposer l'enfant à plat ventre, jambes et bras repliés sous lui.

C'est la posture ancienne, familière. Elle permet à l'enfant d'évoluer, à son allure, vers l'ouverture, l'étirement, l'allongement.

En outre, en déposant l'enfant à plat ventre, on voit son dos, on le surveille, on voit comme il respire.

En fait, déroulement de la colonne vertébrale, déploiement du dos et épanouissement de la respiration ne font qu'un.

On la voit, on la suit, cette respiration, on surveille comment elle envahit le corps du bébé. Non point seulement la cage thoracique mais le ventre. Et surtout les flancs. Ces flancs qui, chez l'adulte, sont morts depuis longtemps.

Bientôt ce bébé n'est plus que respiration dont on voit l'onde puissante parcourant le dos du sommet du crâne à la pointe du coccyx.

On croirait voir encore courir les vagues qui ont déposé cet enfant et déferler encore les ondes puissantes de l'utérus de la mère.

A mesure que le souffle envahit le corps du nouveau-né, on croirait, oh, surprise, voir une plante, un arbre pousser!

Voici qu'un bras, le droit, en général, sort de dessous le ventre.

Ce bras s'allonge. La main glisse, caresse le ventre maternel.

La main revient. L'autre s'aventure... Lentement, comme étonnée de ne rien trouver qui s'oppose. Surprise que l'espace soit si vaste. On croirait voir des branches pousser, naître de la force de la respiration, matérialisant la sève surabondante qui anime ce tronc puissant!

Maintenant, ce sont les jambes. L'une après l'autre, elles s'allongent. Elles ont beaucoup plus peur. Elles courent, elles repoussent, elles se lancent. Affolées de ne plus rencontrer rien qui les arrête, les retienne.

Elles ont tant poussé, tant lutté, pour naître, pour fuir la caverne enchantée!

Il faut, pour calmer leur panique, leur offrir un appui. Celui d'une main légère qui résiste. Tout en se laissant repousser.

Alors cesse pour l'enfant l'atroce impression de « perdre pied ».

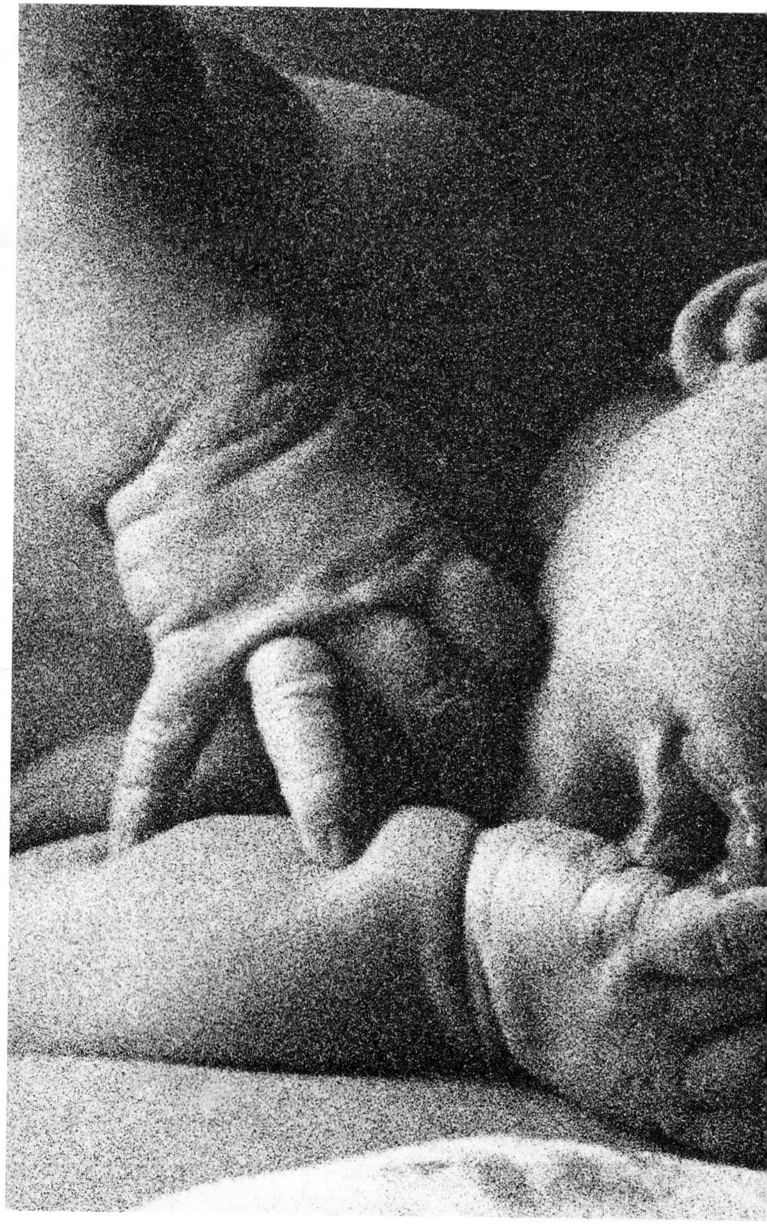

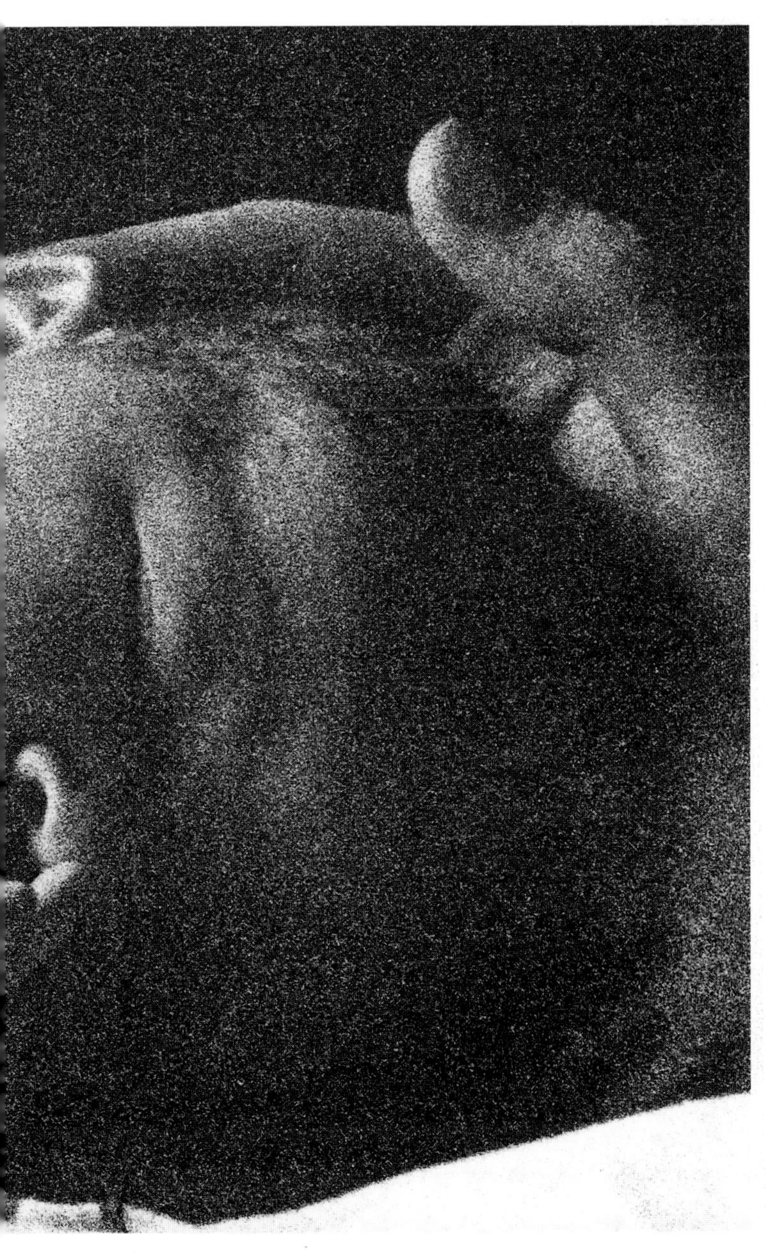

Et puis, tout s'harmonise, tout bouge ensemble. Il n'est plus un fragment de ce petit corps que n'investisse le mouvement.

Ce ne sont qu'étirements de plus en plus hardis, de plus en plus poussés. Le dormeur s'éveille, sort d'un sommeil enchanté.

On peut, maintenant, mettre l'enfant sur le côté. Les membres y sont plus à l'aise. La colonne y prend la courbure qui lui plaît.

On fait cela lentement, aidant ce dormeur à sortir un peu plus de son rêve.

Toujours, il faut offrir des points d'appui. On met une main sous le siège du bébé, sous ses fesses, pendant que l'autre soutient le haut du dos.

Mieux vaut ne pas toucher à la tête. Elle est d'une grande sensibilité. C'est elle qui a « porté » le poids du drame. C'est elle qui a frayé le chemin. Tout contact lui rappelle des souvenirs par trop douloureux.

L'enfant est maintenant apprivoisé.

Le cordon a cessé de battre.

On l'a coupé.

Nous voici prêts pour la prochaine étape.

Mais, une fois encore, avançons doucement.

17

Que de chemin nous avons fait!
Nous sommes sortis des eaux, nous avons pris pied sur terre.
Le sombre domaine du poisson, de l'horizontalité, nous l'avons quitté.
La terre nous porte.
Quelle surprise!
Elle nous porte, oui, mais aussi elle nous tient.
Comme nous sommes lourds!
Il faut ramper.
Le ciel est là, pourtant.
De lui la lumière nous vient,
c'est elle qui nous appelait
c'est d'elle que nous tenons la vie.
C'est elle qui nous force à nous dresser vers lui.
Cette route longue, longue, longue,
qui mène du minéral à l'homme,
c'est celle que refait tout enfant
en naissant.

C'est celle que fait tout homme
en priant :
il se prosterne
de la tête simplement, en intention,
ou avec tout son corps :
il s'agenouille,
les bras pliés sur la poitrine, il s'incline,
il baisse la tête et touche du front le sol.
Il fait obéissance, il s'humilie.
Il baise la terre,
il se soumet à elle.
Et, dans cette lente redescente en lui-même,
il expire.
Le voilà vide, privé de souffle
tout comme l'enfant qui n'a pas encore
goûté la vie.

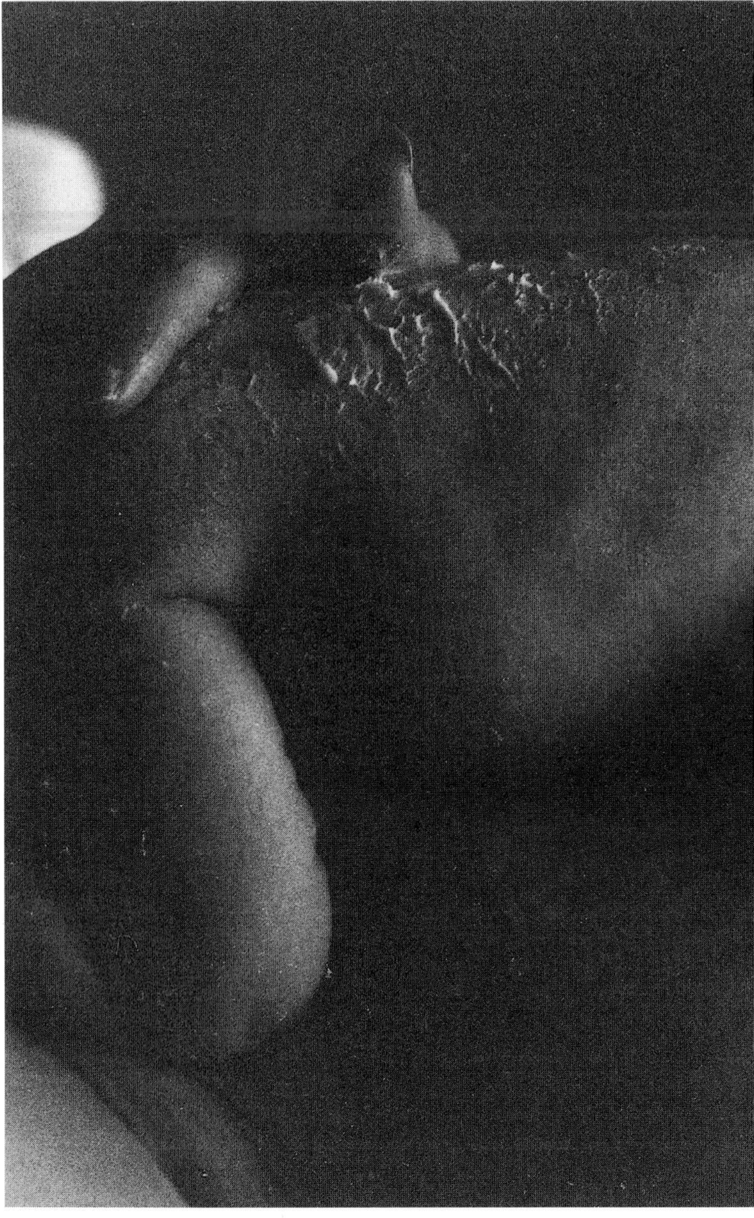

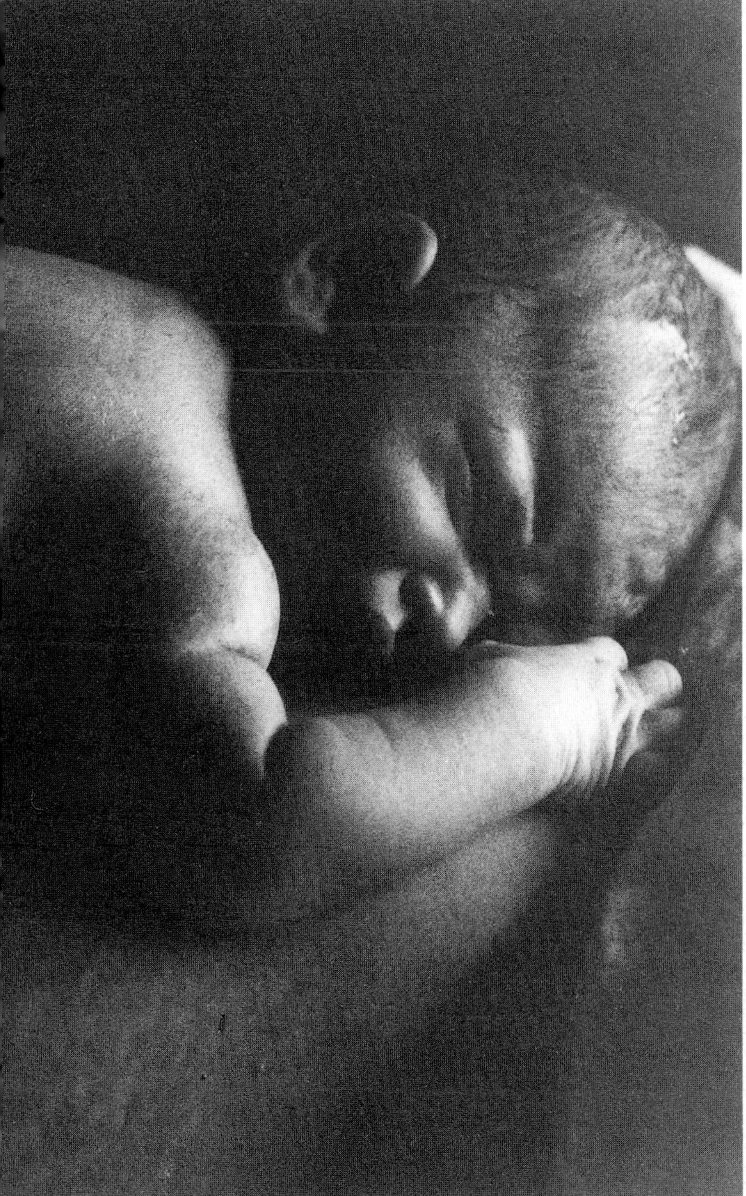

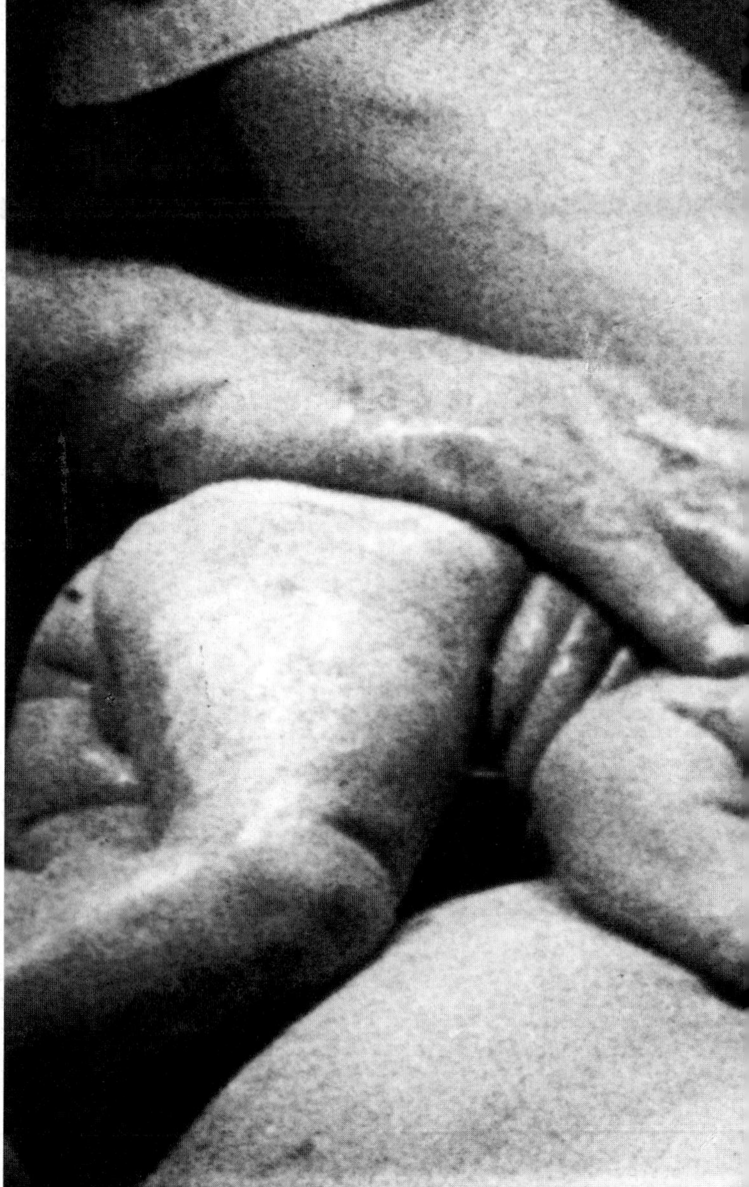

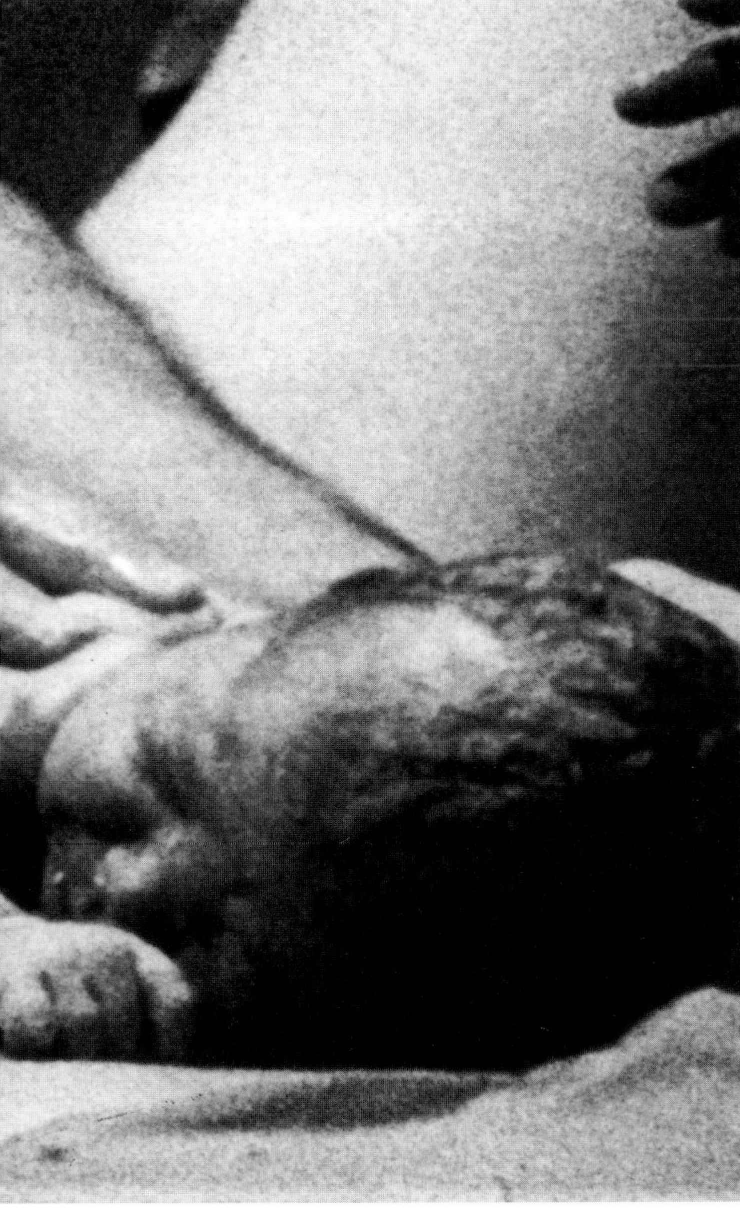

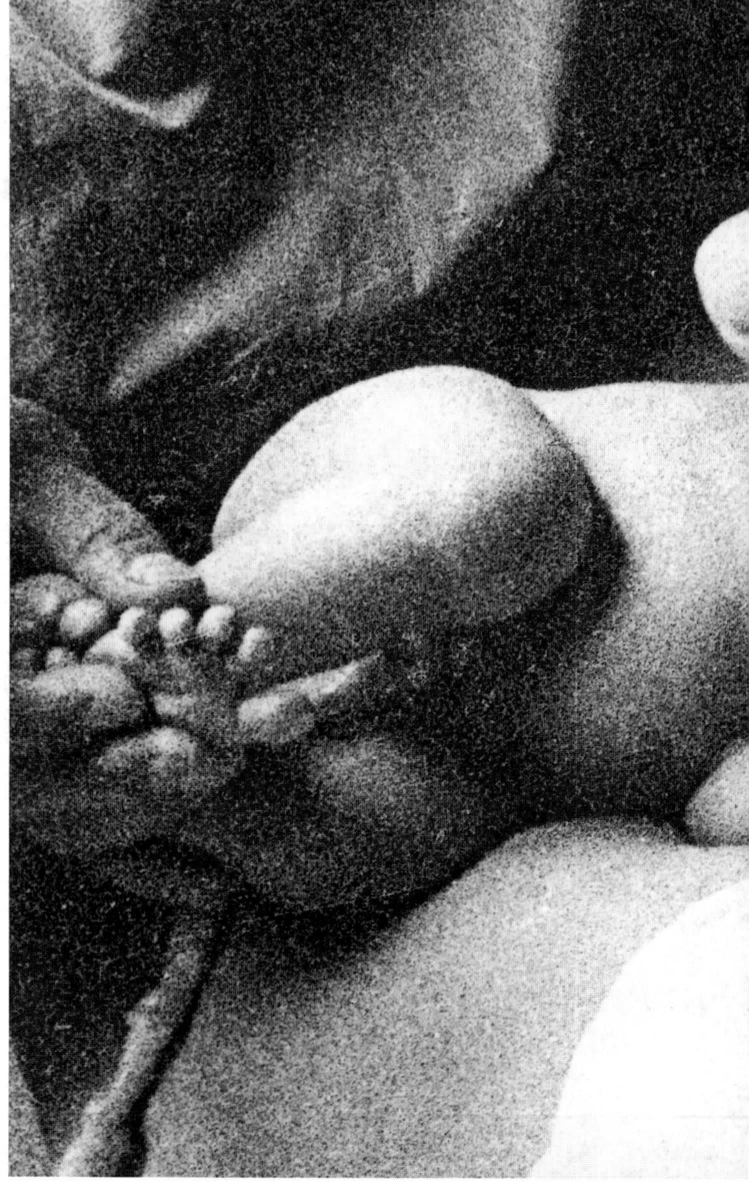

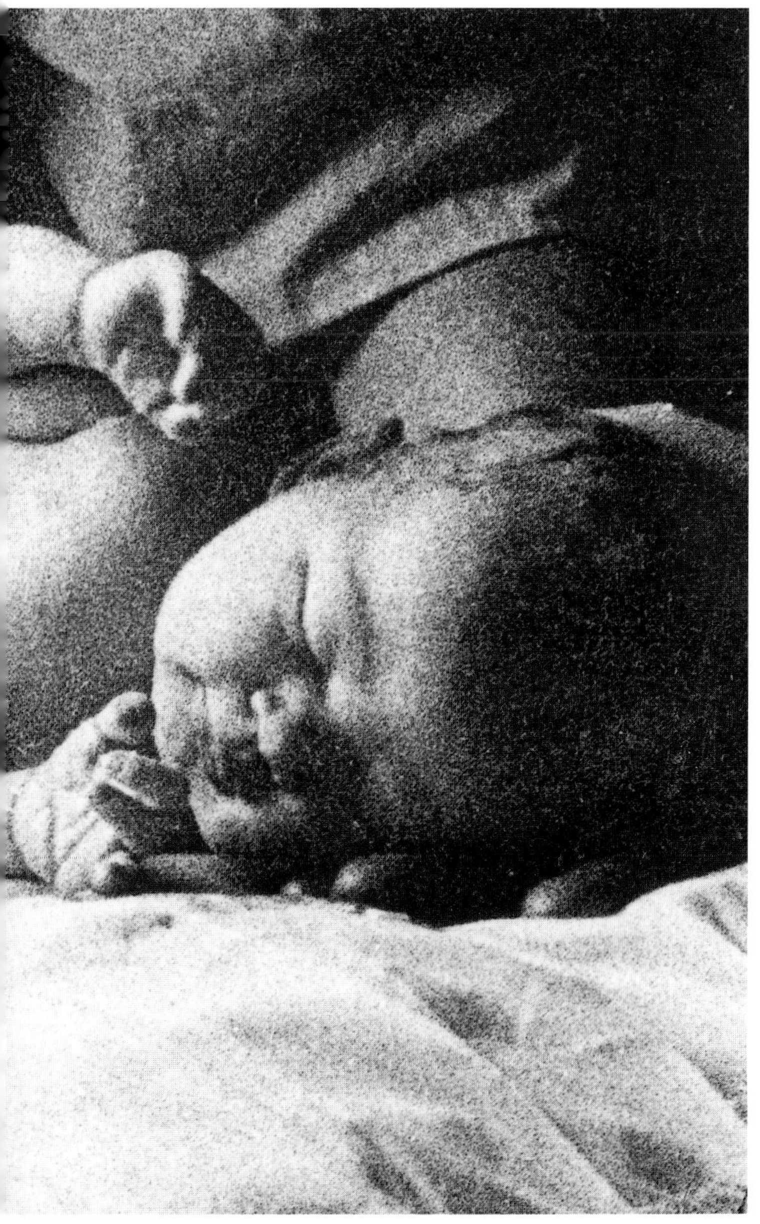

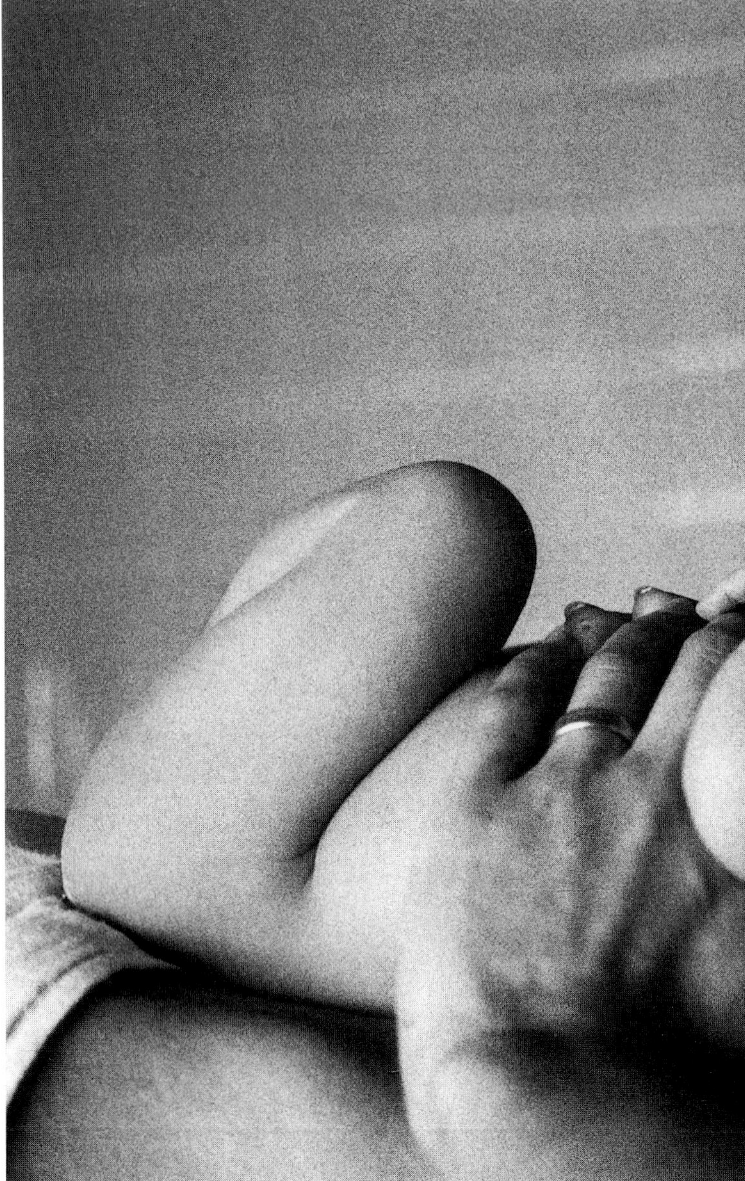

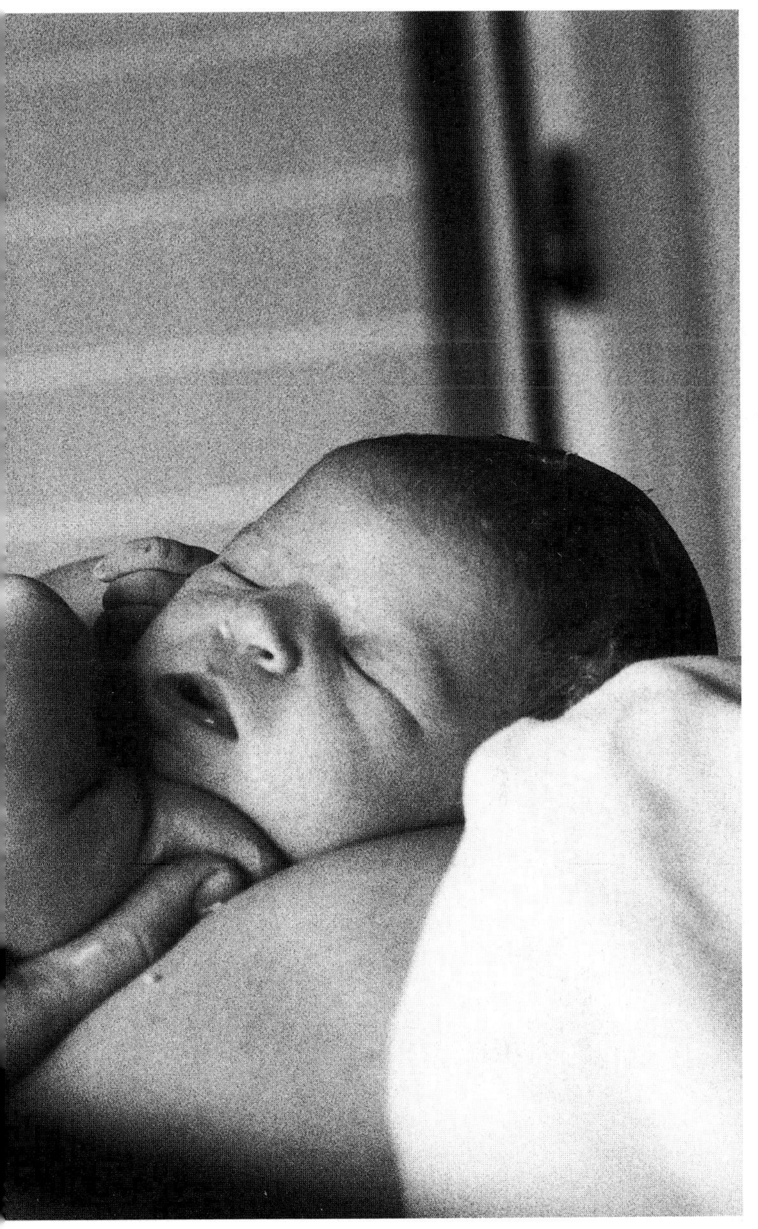

Ayant baisé celle qui le porte,
qui le nourrit,
qui le reprendra dans son sein quand ses jours seront finis,
il se redresse.
Comme au premier matin son dos
s'ouvre, se déploie.
L'air le remplit!
Porté par cette inspiration,
happé par la lumière,
il tremble, sentant la joie qui l'envahit.
Oui, voilà la prière,
voilà cette re-naissance.
Fait-on sa prière en courant ?
Ne peut-on accorder
à l'enfant qui arrive
quelques instants ?

18

Un mot des mains qui tiennent le nouveau-né.

Elles sont, ces mains, ce que rencontre, d'abord, l'enfant.

Elles sont sa première aventure.

Elles parlent ce premier langage, celui de la peau, du toucher.

Celui qui se parlait dans le sein maternel quand l'utérus épousait amoureusement le petit dos, quand on se parlait peau à peau.

L'enfant dehors, voilà ce dos tout nu, perdu, éperdu.

Des mains le touchent qui n'ont plus rien, en général, hélas, de l'amoureuse caresse.

Ni la chaleur, ni le poids, ni la lenteur, ni le rythme.

Mains du docteur, de la sage-femme, des infirmières, comme elles sont donc rapides. Quand ce n'est pas brusques. Voire inattentives.

Premier contact avec ce monde.

Première surprise et, trop souvent, première horreur.

Et l'enfant se révolte.

Pour que notre jeune voyageur accepte le monde, son étrangeté, sa froideur, il faut ménager la transition, faire que, dans le neuf, il retrouve un peu de l'ancien.

Que les mains, donc, soient douces
mais fermes,
et, surtout, qu'elles soient lentes et qu'elles se meuvent, qu'elles agissent d'un mouvement continu.

Et puis qu'elles se mettent, non pas à « caresser » l'enfant mais bien à le masser.

Tous les animaux lèchent immédiatement leur progéniture. Et l'on sait que la survie en dépend.

Que les mains, donc, parcourent le petit dos.

Cela se fait alors que l'enfant repose encore sur le ventre maternel, alors que le cordon bat encore.

Et que les mains retrouvent le rythme, le poids de la contraction utérine, sa lenteur, sa force, sa continuité que, pour l'avoir goûtée si longtemps, l'enfant a véritablement « dans la peau ».

Ces mains, que diront-elles alors ?

Ce que disait la mère.

Non pas la mère furieuse, déchaînée, démontée, la bête acharnée sur sa proie, la tempête s'abattant sur l'enfant, menaçant de l'engloutir.

Non.

La mère des premiers temps,
des beaux jours
qui étreignait l'enfant amoureusement
qui le berçait, le cajolait
qui n'était qu'amour.
Ces mains parcourent le petit dos
d'un mouvement continu, sans brisures.
L'une n'a pas fini que l'autre recommence.
Toutes deux se suivent,
comme la vague suit la vague,
tranquilles, inexorables.
Faute de savoir retrouver ce rythme simple

mais mystérieux
que connaissent les amants... d'instinct.
Les amants!
Mais alors... vous faites l'amour à cet enfant!
Oui,
si faire l'amour c'est tenter d'effacer la césure,
guérir la blessure,
la séparation.
Faire l'amour, c'est le retour
au paradis, le pèlerinage aux sources,
à la source,
c'est replonger dans le vieil Océan
d'où partent, où viennent finir
toutes les rivières, tous les fleuves,
où s'abolissent les différences,
même celle du temps
puisque enfin, ici, rien jamais ne finit
ni ne commence,
et que, s'abandonnant à son ressac,
on peut encore, un instant,
croire qu'on fait un avec l'autre.

19

Voilà pour le rythme, le mouvement.

Mais les mains peuvent aussi rester simplement immobiles.

Au travers de ces mains qui le touchent, l'enfant sent tout : la nervosité ou le calme, la maladresse ou la sûreté, la tendresse ou la violence.

Il sait si les mains l'aiment. Ou si elles sont distraites. Ou pire, si elles ne veulent pas de lui.

Entre des mains attentives, aimantes, un enfant s'abandonne, s'ouvre.

Entre des mains raides, hostiles, il se mure, se bloque, se ferme.

En sorte qu'avant de s'animer pour suivre les vagues qui parcourent ce petit corps, il suffit de laisser les mains immobiles sur l'enfant.

Des mains, non pas inertes, distraites, absentes, des mains qui sont « ailleurs ».

Mais des mains attentives, vivantes, guettant, suivant le moindre frémissement.

Des mains légères. Qui ne commandent pas. Qui ne demandent pas. Qui simplement sont là.

Légères. Et lourdes de leur poids de tendresse. Et de silence.

20

Quelles mains doivent tenir l'enfant ? Celles de la mère, évidemment. A condition que ces mains sachent... tout ce qui vient d'être dit.

Et qui ne s'apprend pas. Mais si souvent s'oublie.

Combien de mères tapotent leur enfant ! Ou le secouent, croyant le bercer, ou le caressent...

Combien de femmes ont des mains raides, mortes, sans intelligence.

Combien de femmes, submergées par leurs propres émotions, suffoquent, étouffent littéralement leur enfant !

Heureusement la femme qui a réussi son accouchement sans douleur connaît les réactions de son corps. Celle-là sera capable de tenir, de toucher son enfant.

Elle a dû, pour réussir cet exercice difficile qu'est accoucher dans la joie, redécouvrir son propre corps. Elle a su en contrôler les élans malencontreux.

Je suis certain qu'une telle femme, malgré la joie qui l'envahit, saura ne pas en accabler l'enfant.

Puisse-t-elle se souvenir quand on dépose le nouveau-né sur son ventre, quand elle met ses mains sur lui :

L'épreuve, pour moi, est terminée.

Pour mon bébé, elle commence.

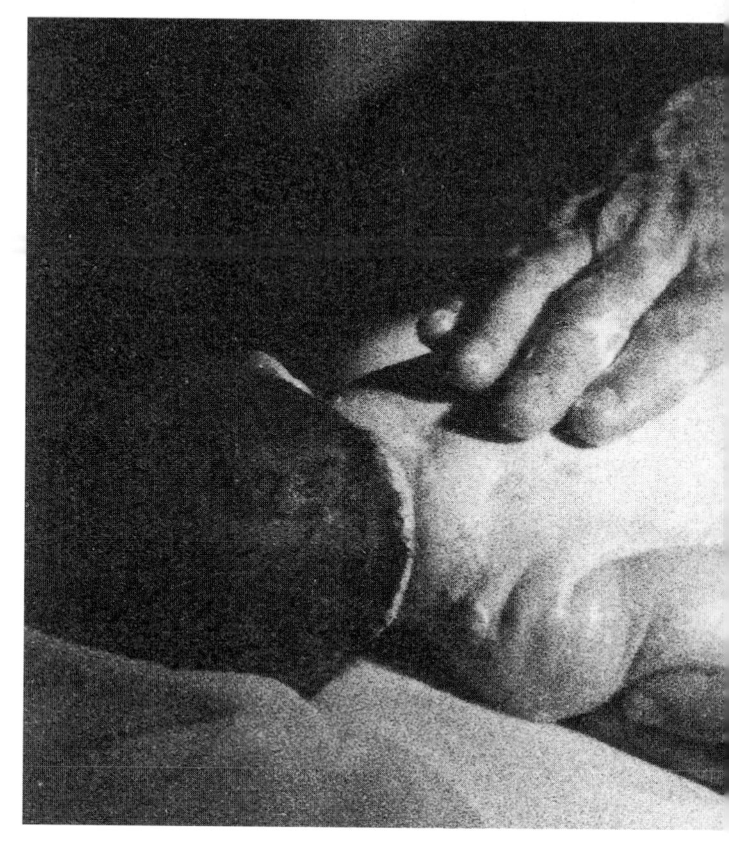

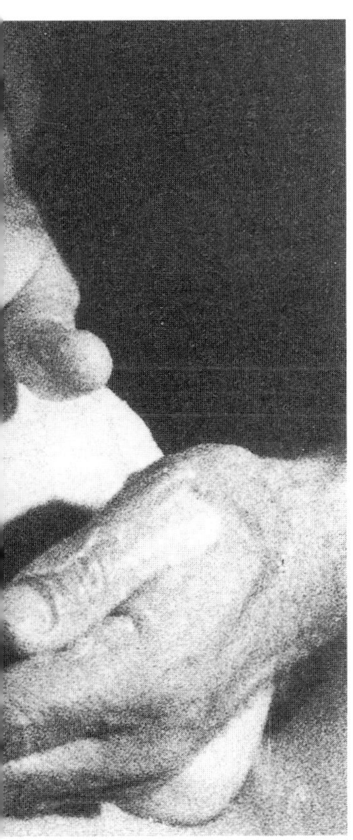

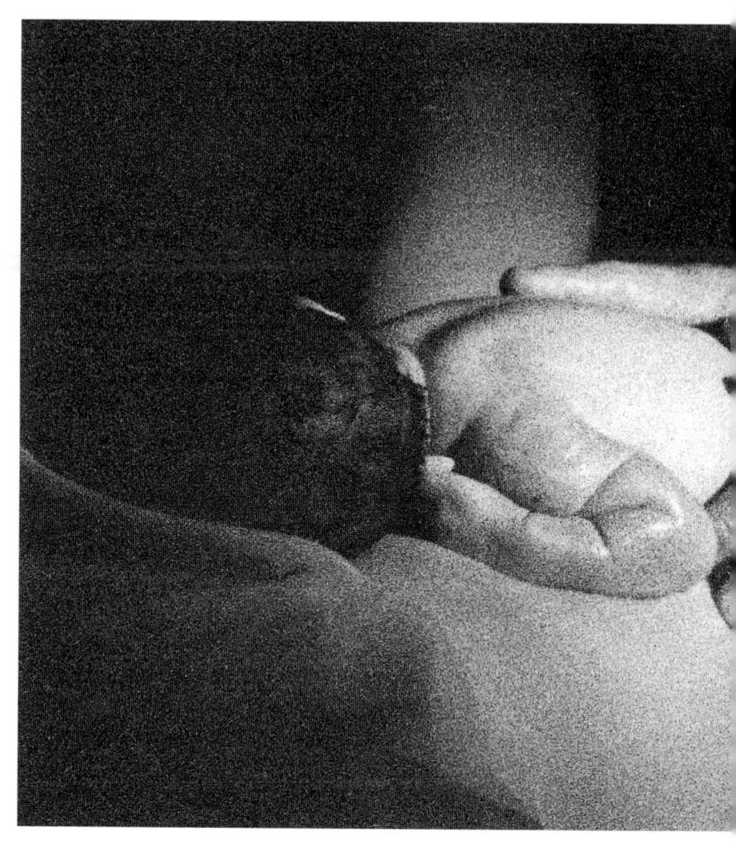

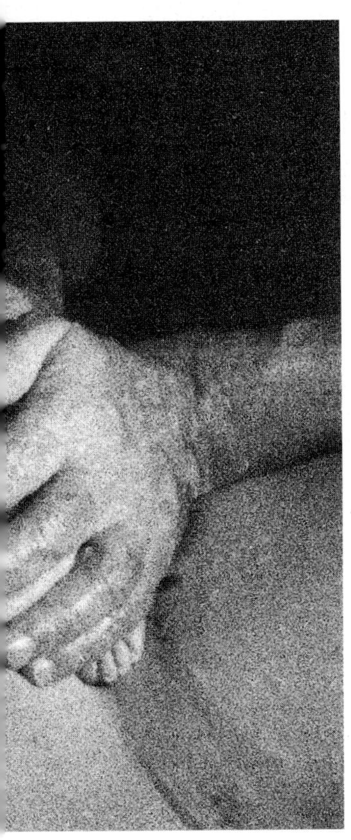

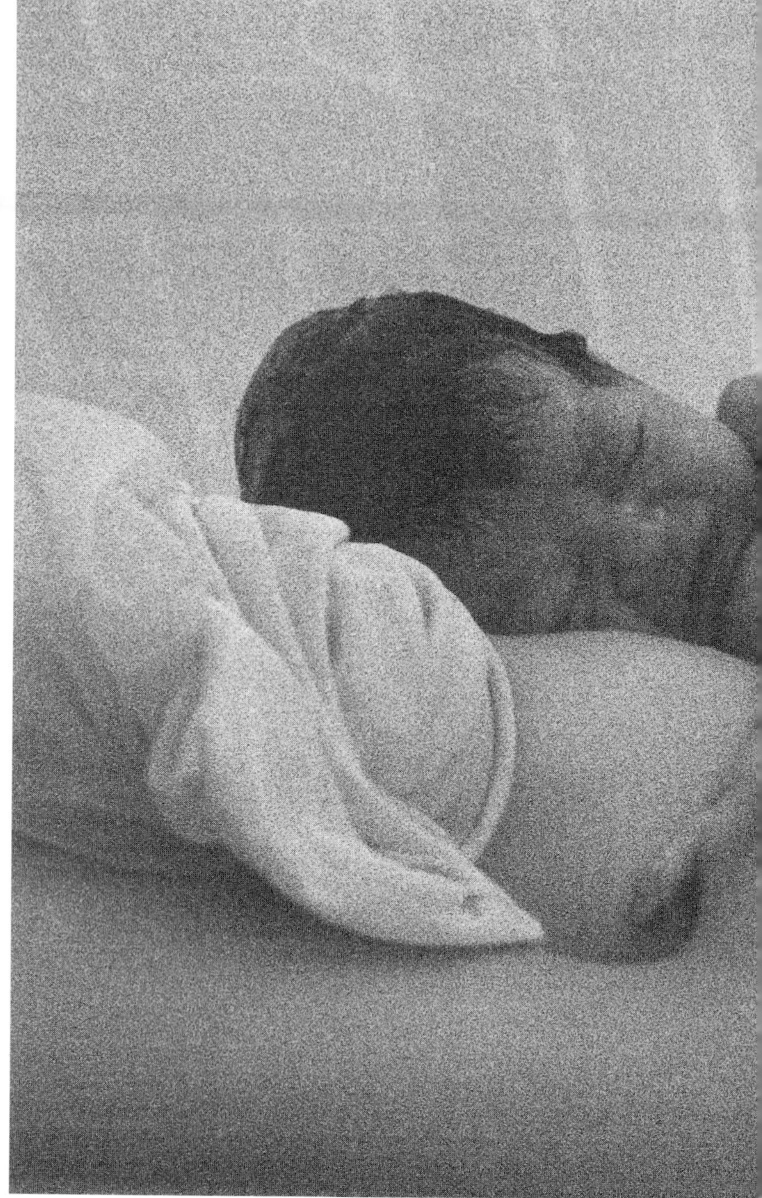

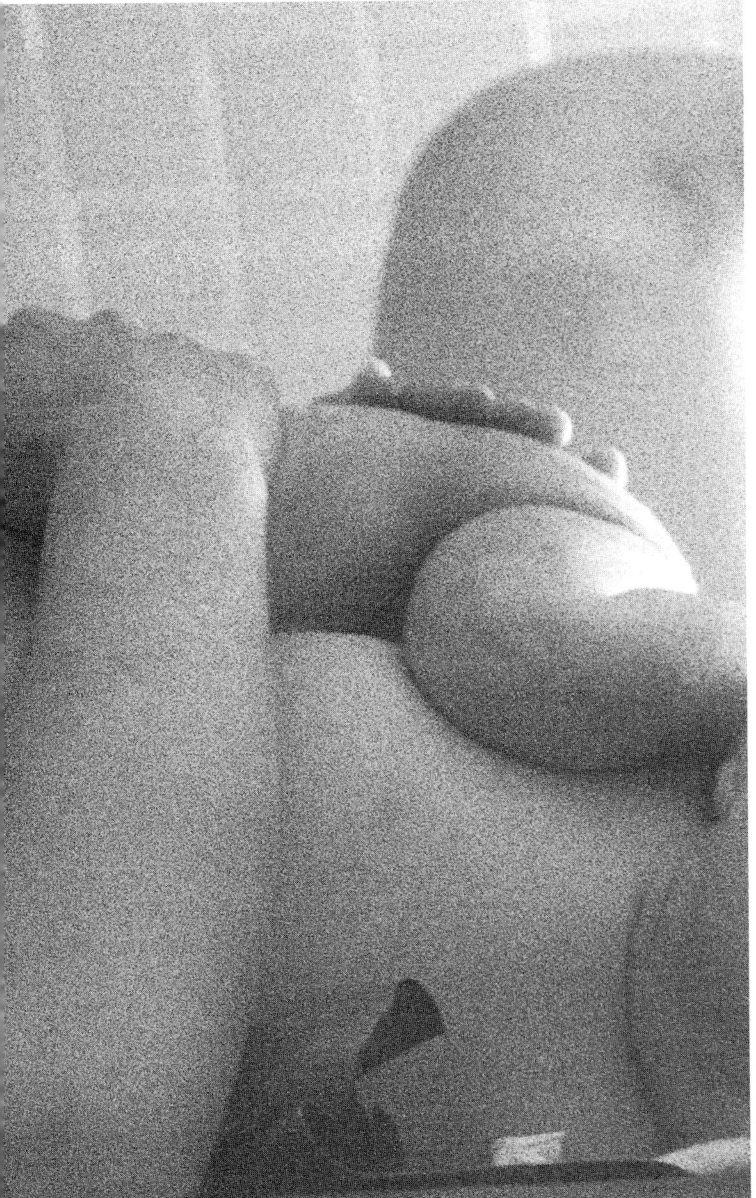

Cet enfant s'éveille de son premier sommeil. Il est au premier pas d'une aventure insensée. Il est transi de peur. Cette peur que j'ai connue. Et dont je sais combien elle est vaine et le mal qu'elle peut faire.

Cette peur, je veux en préserver cet enfant.

Ne bougeons pas. N'ajoutons pas encore à la panique de ce bébé.

J'ai moi-même goûté aux vertus du silence, de l'immobilité.

Soyons simplement là. Sans bouger. Sans impatience. Sans demander.

Avant tout ne pas augmenter l'angoisse. Ne pas effrayer.

Alors, par égard pour l'enfant, par amour vrai, non égoïste, cette femme posera simplement ses mains sur l'enfant, sans bouger.

Des mains immobiles. Non pas exaltées, agitées, tremblantes d'émotion, mais calmes, mais légères. Des mains de paix.

Au travers de telles mains passe l'amour qui apaise le remords du bébé.

21

Le remords ?

Le remords, oui. Voilà qui va surprendre encore. Qu'un nouveau-né éprouve de la peur, du chagrin, je veux bien, dira-t-on, mais du remords !

Pourtant c'est ainsi.

L'idée que l'on se fait en général de la naissance est que l'enfant n'y prend aucune part personnelle. On le voit passif et subissant son expulsion.

La mère fait tout le travail, ou plutôt la contraction utérine.

Il n'en est rien.

Les Grecs pensaient avec Hippocrate que l'enfant cherchait à naître.

Ils disaient que, vers la fin de la grossesse, l'enfant sentait ses vivres s'épuiser. Pour se sauver, il lui fallait fuir la caverne qui l'avait, jusque-là, abrité. Pour en sortir, il se mettait à pousser avec ses pieds, tentant de se frayer un chemin vers la liberté.

Les Anciens avaient pressenti la vérité. On sait, aujourd'hui, que c'est dans le corps de l'enfant qu'apparaît l'hormone responsable du déclenchement du travail.

Sur le plan du « vécu » c'est comme si l'enfant décidait de naître.

En tout cas, il a le sentiment de lutter farouchement pour sa naissance.

Le drame est qu'une fois né il ne peut supporter sa victoire : sa mère a disparu, il l'a tuée.

Angoisse sans nom, culpabilité.

Les mains de la mère, leur tendresse apaisent l'enfant, lui disent, en quelque sorte :

« Je suis là, je suis là. Ne crains rien, nous sommes saufs, toi et moi. »

22

Bien des mères ne savent pas toucher leur bébé.

A la vérité, elles n'osent pas.

Quelque chose les arrête.

Elles semblent paralysées.

Une inhibition profonde fait que c'est à peine si elles peuvent toucher le bébé du bout des doigts.

C'est qu'il vient de sortir, ce petit, de ce que, par euphémisme, on appelle « voies naturelles ».

Si naturelles que, bien entendu, on n'en parle pas. Qu'on ne les montre pas. Qu'on n'en discute jamais.

Bref, qu'elles n'existent pas!

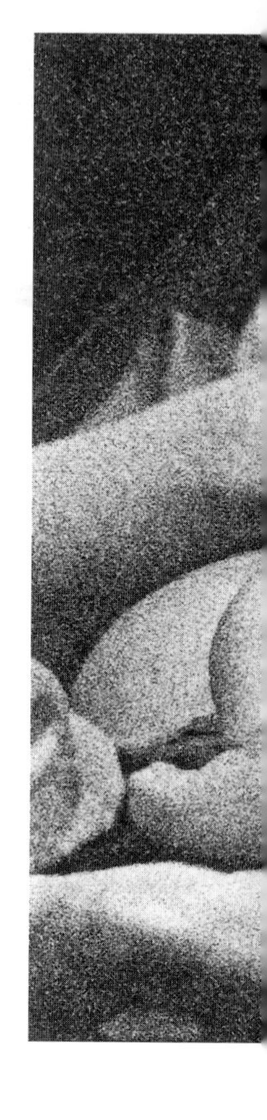

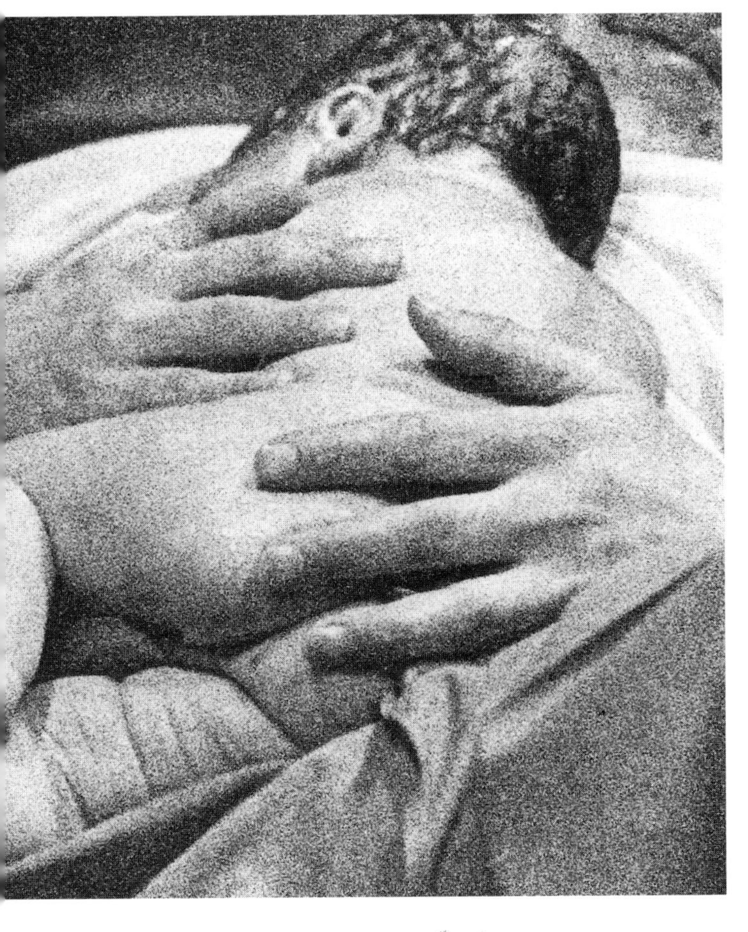

Oui, l'enfant vient de « là ».

De ces parties du corps qu'on tient dans l'ombre, qu'on dit « honteuses »,

où cohabitent, curieusement, le meilleur et le pire, le sexe et la défécation.

L'enfant naturellement, innocemment, touche son sexe. « Touche pas! lui dit-on. C'est pas beau. C'est sale. »

Et sale aussi, naturellement, le caca.

Voici séparés le bien, le mal, le permis et le défendu.

Or, ce bébé, il est sorti « par là ».

Tout gluant et tout chaud.

Au prix d'efforts qui rappellent, à s'y méprendre... ce qui se fait au « petit endroit », au « petit coin », bref dans ces lieux qu'on ne nomme pas, qui devraient, pour autant dire, ne pas exister.

Toucher... cela ?

Impossible!

Voilà la femme paralysée par le vieil interdit.

Saisie d'un grand trouble elle ne sait plus bien si elle éprouve pour cette chose qui est là, sur son ventre, un intérêt passionné ou un immense dégoût.

Il n'est, alors, que de lui prendre les mains et de les poser sur l'enfant.

La résistance est nettement perceptible.

C'est comme une invincible timidité.

Mais, le pas franchi, le contact établi, ah! quelle joie!

La barrière est tombée qui séparait la mère de son bébé,

mais aussi qui marquait la frontière du bien et du mal, du bon et du mauvais.

En touchant son enfant, c'est elle-même que la femme a retrouvée.

Elle est, à nouveau, pure, parfaite, immaculée,

libre du péché,

sans ombre.

23

Revenons à l'enfant. Qui donc respire.

Le cordon est coupé. Tout ça est déjà loin.

Comme le temps a passé !

Il semble que cela fasse... des siècles. Mais sur une montre ? Trois minutes, six au plus. Mais d'une attention si complète que nous avions rejoint l'enfant et qu'avec lui, nous étions sortis du temps.

Où sommes-nous ? Ce calme, ce silence, contrastent tant avec les hurlements des naissances...

Tout comme la tranquillité des accouchements sans douleur nous laisse encore incrédules et troublés, la paix, la sérénité de cette naissance nous prend au dépourvu.

Et c'est, naturellement, maintenant qu'on n'ose plus parler.

Or, pour merveilleux que soient ce calme, ce silence, un émerveillement encore plus grand nous attend.

L'enfant, maintenant, va quitter sa mère. Une fois de plus.

Tous deux se sont rencontrés, redécouverts. Ils vont se séparer.

Nouveau pas de l'enfant sur le chemin de la liberté.

Ici, prenons garde.

Où mettre l'enfant ?

Comment faire pour que « se trouver séparé du corps de la mère » ne soit pas un choc, un effroi, mais une joie ?

La balance, sa dureté, sa froideur ?

Ah, surtout pas !

Des serviettes, des langes ?

Quelle qu'en soit la finesse, après la tendresse des viscères, tout semblera rude.

Alors ?

Quittant la tiédeur, la douceur du ventre maternel, faisons goûter à l'enfant une douceur, une tiédeur toute pareille :

mettons-le dans l'eau.

Remettons-le, plutôt.

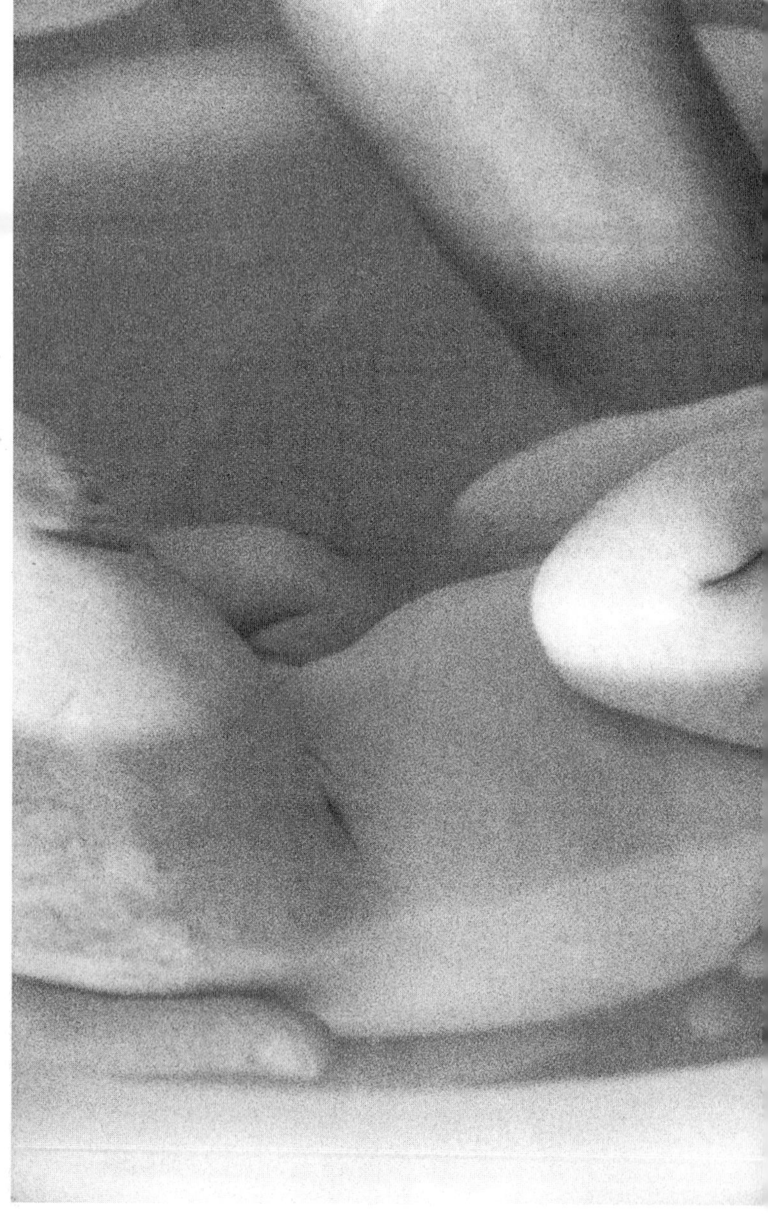

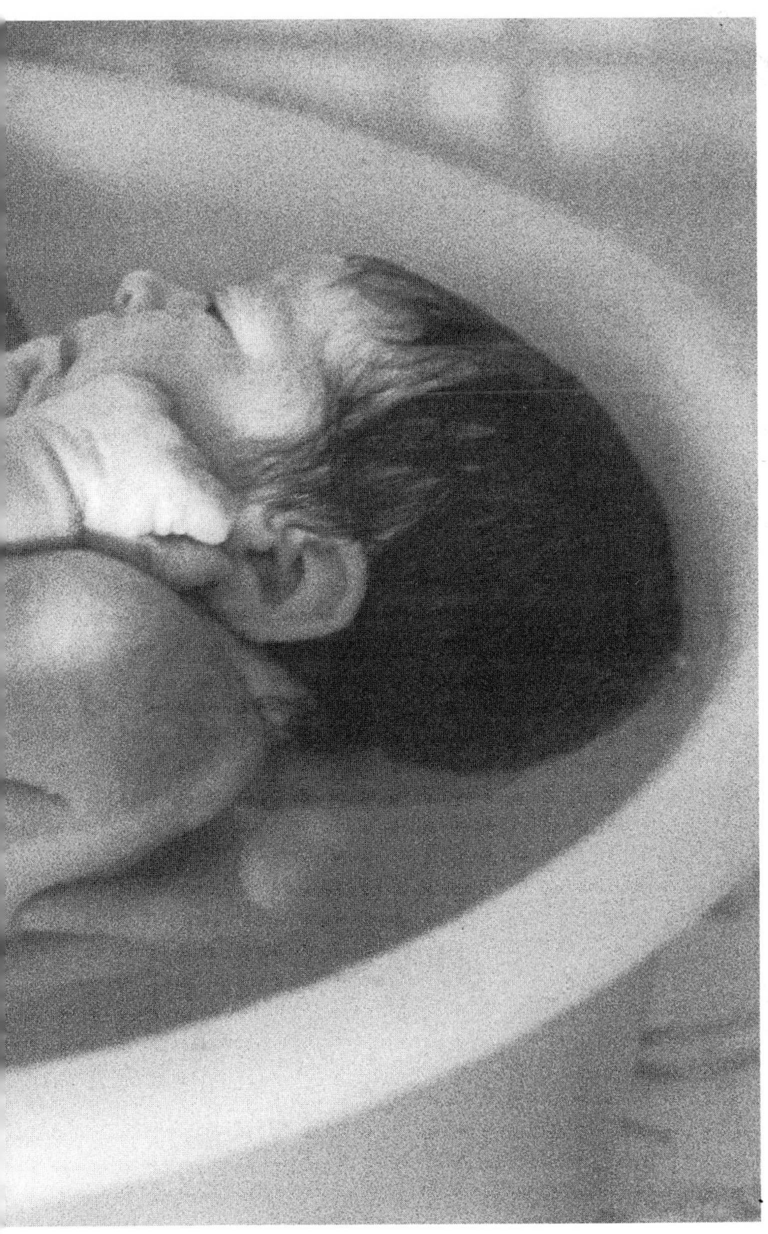

Car il en vient.

Elle l'a porté, cette eau, l'a bercé, caressé, l'a fait léger comme l'oiseau.

Un bain a été préparé dans une petite baignoire, un baquet. A la température du corps, ou un peu plus, trente-huit, trente-neuf degrés.

On prend l'enfant et on l'y fait entrer.

Une fois encore avec une grande lenteur.

A mesure que le bébé s'enfonce, la pesanteur s'annule. L'enfant reperd le corps qui vient de l'accabler. Ce corps nouveau et son fardeau d'angoisses.

Il flotte! Une fois encore immatériel, léger. Et libre comme aux beaux jours lointains où il pouvait jouer, gesticuler tout à son aise dans l'océan illimité.

Sa surprise, sa joie sont sans bornes.

Retrouvant son élément, sa légèreté, il oublie ce qu'il vient de quitter. Il oublie sa mère. Il y est rentré!

Cette première séparation, loin d'être un arrachement, une angoisse, devient un jeu, une joie.

Les mains qui soutiennent l'enfant dans le bain sentent le petit corps s'abandonner bientôt complètement. Ce qui pouvait subsister de crainte, de raideur, de tension, maintenant fond comme neige au soleil. Tout ce qui dans ce corps de bébé était encore anxieux, figé, bloqué, se met à vivre, à danser.

Et, oh! miracle, l'enfant ouvre les yeux tout grands.

Ce premier regard est inoubliable.

Ils disent, ces yeux immenses, graves, intenses, profonds :

« Où suis-je ? Que m'est-il arrivé ? »

On y sent une telle attention, une telle présence, une telle surprise, tant de questions, qu'on est bouleversé.

On découvre que, sans nul doute possible, un être est là. Qui se cachait derrière la peur. Et l'on voit que c'était la terreur qui lui tenait les yeux fermés.

On voit (comme si la chose n'était pas évidente!) que loin d'être un commencement, la naissance n'est qu'un passage. Et que cet être qui nous regarde, qui interroge, « était » déjà depuis bien longtemps.

Tous ceux qui ont assisté à ces naissances, qui ont vu s'ouvrir ces yeux, qui ont senti le poids de leurs questions, tous se sont écriés avec la même naïve incrédulité, la même surprise :

« Mais... mais, ce n'est pas possible... il voit ! »

Qu'il « voie » au sens où nous l'entendons, sans doute non ; le nouveau-né ne fait pas d'images comme nous les faisons.

Qu'il communique, selon une modalité qui lui est propre et dont nous n'avons plus hélas ! qu'un souvenir lointain, voilà qui ne peut plus faire de doute.

« Un nouveau-né, c'est aveugle, ça n'entend pas, ça ne sent rien. Cela n'a pas encore de conscience. Et comment voulez-vous qu'à cet âge... »

Devant l'interrogation, l'intensité de ces yeux, voilà qui fait sourire. Et nous remplit de honte.

24

Ce qui suit ne le cède en rien en matière d'émerveillement.

Libre de la peur, ayant dépassé la surprise, acceptant le nouveau comme un enchantement, l'enfant, tout à son élément, inspecte son royaume.

Le mouvement, maintenant, l'envahit.

La tête tourne, à droite, à gauche. Lentement, complètement. Allant jusqu'au bout des possibilités de torsion du cou.

La face devient profil.

Une main s'anime, s'ouvre, se ferme. Elle émerge, quitte les eaux. Le bras suit, monte. La main caresse le ciel, palpe l'espace, retombe.

L'autre part, monte à son tour, décrit une arabesque, et redescend.

Les deux, à présent, jouent ensemble. Elles se rencontrent, s'étreignent, se quittent.

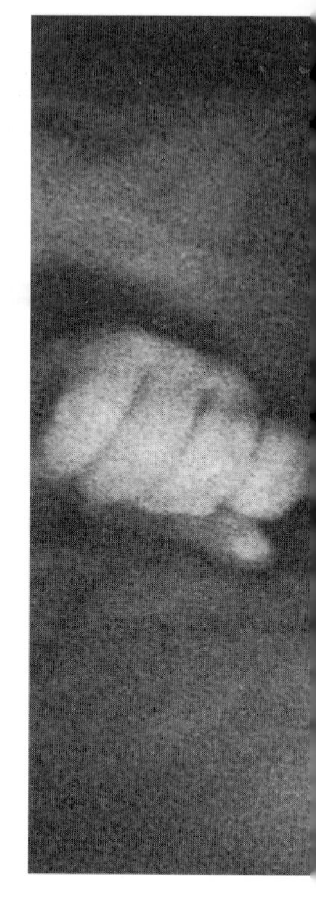

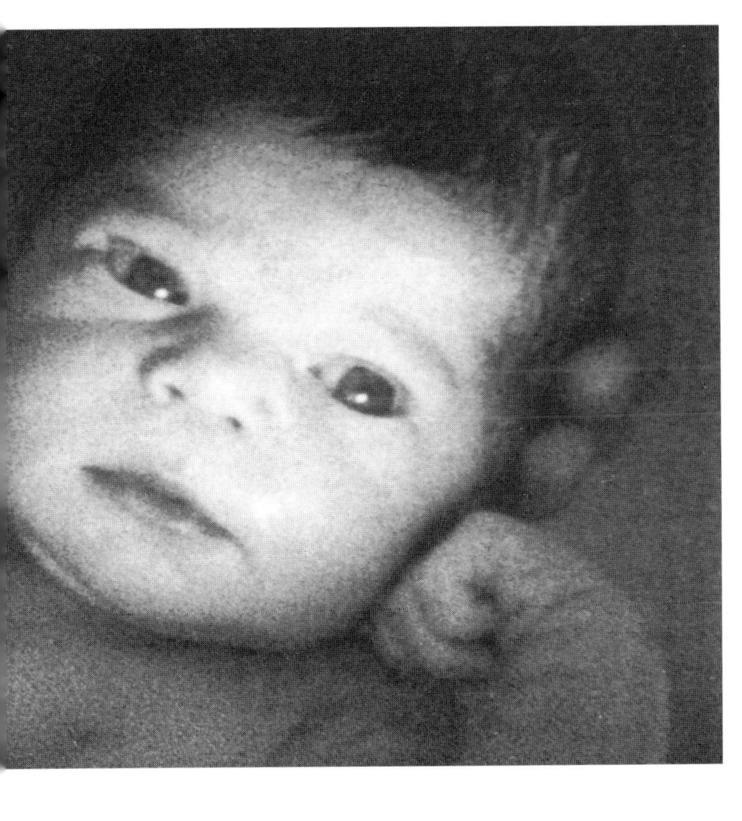

L'une part et l'autre court après. Elles se rejoignent, s'étreignent encore, se séparent à nouveau.

Parfois l'une s'arrête et rêve. Elle s'ouvre, se ferme avec une lenteur marine. L'autre rêve à son tour. Les deux rêves se balancent. Ces mains sont comme des fleurs qu'on verrait s'épanouir. Anémones de mer, elles respirent au rythme lent et bercé des choses de l'océan, ballottées par d'invisibles courants.

Les jambes, d'abord craintives et qui restaient en retrait, n'osant entrer en jeu, à leur tour s'animent. Un pied brusquement part. Et puis l'autre, rencontrant le bord du bain, voilà tout le corps du bébé qui repart en arrière. L'enfant prend plaisir à l'aventure. Il recommence... Il était algue, poisson, le voilà écrevisse!

Il joue!

Il n'y a pas dix minutes qu'il est né!

Tout ce ballet dans un profond silence, ponctué seulement de cris brefs et légers qui sont comme des exclamations de surprise et de joie.

Tantôt grave, tantôt jouant, tout à sa découverte, l'enfant explore, sonde l'espace, au-dedans, au-dehors. Avec une attention qui ne connaît pas de faille. Une attention sans brisures, qui ignore ce fléau : la distraction.

Totalement « là », spectateur passionné de son corps, il en suit, il en découvre les possibilités.

Heureux, bienheureux enfant, il n'est qu'unité, continuité, totalité. Pas un point de son corps qui reste étranger à l'action. Tout bouge en lui. Tout se meut, vit ensemble dans l'harmonie la plus complète.

Comment ne pas envier ce bébé, comment n'être pas jaloux, nous qui sommes faits de pièces et de morceaux. Nous qui avons perdu cette unité première. Nous qui ne sommes qu'éparpillement et distraction. Nous qui ne cessons de rêver, d'être ailleurs.

Nous qui sommes incapables simplement d' « être là »...

Maintenant, la face s'anime. La bouche s'ouvre, se ferme. Les lèvres s'avancent. La langue sort et rentre.

Et quand, enfin, comme par hasard, une main rencontre la figure, y glisse, trouve la bouche, l'enfant y fourre son pouce et suce avec délectation!

La main repart. Parcourt une fois encore l'espace et se retrouve en cet endroit de délices, la bouche!

Ce n'est plus un doigt que l'enfant y met : ce serait toute la main s'il pouvait.

Oui, c'est le jardin des plaisirs. Ce nouveau monde, quel endroit enchanté! Comment l'enfant regretterait-il le passé ?

Sans doute, dans ce jardin, des monstres sont cachés : la Faim, bête terrible, n'a pas encore fait son apparition.

Peu importe. Tout a si bien commencé que, pour jamais, l'enfant a le goût de l'aventure.

Plus rien ne l'effraiera, les monstres peuvent venir. Il saura les affronter.

Combien de temps faut-il laisser l'enfant dans le bain ? C'est à lui de décider.

Il faut sentir que la détente est complète, que dans ce petit corps il n'y a plus la moindre résistance, la moindre hésitation, la plus petite tension, la plus légère raideur, le moindre nœud, le moindre doute.

Il faut percevoir que tout bouge, que tout est mouvement, que tout est libre.

Que tout est joie.

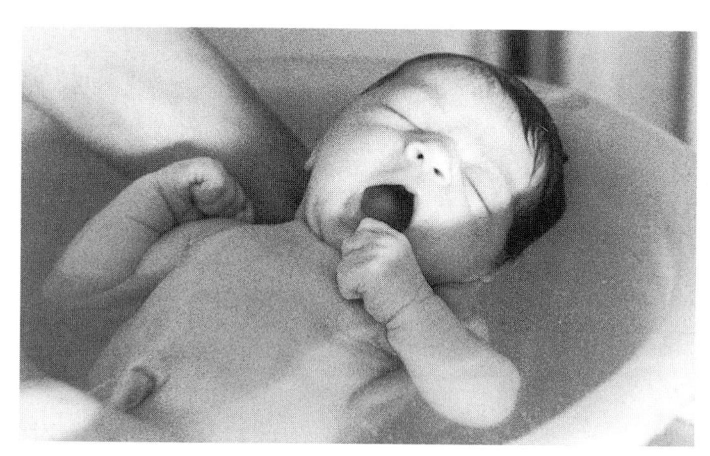

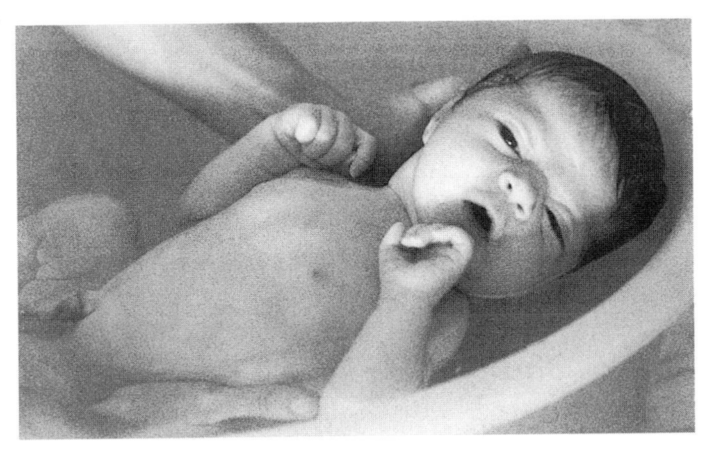

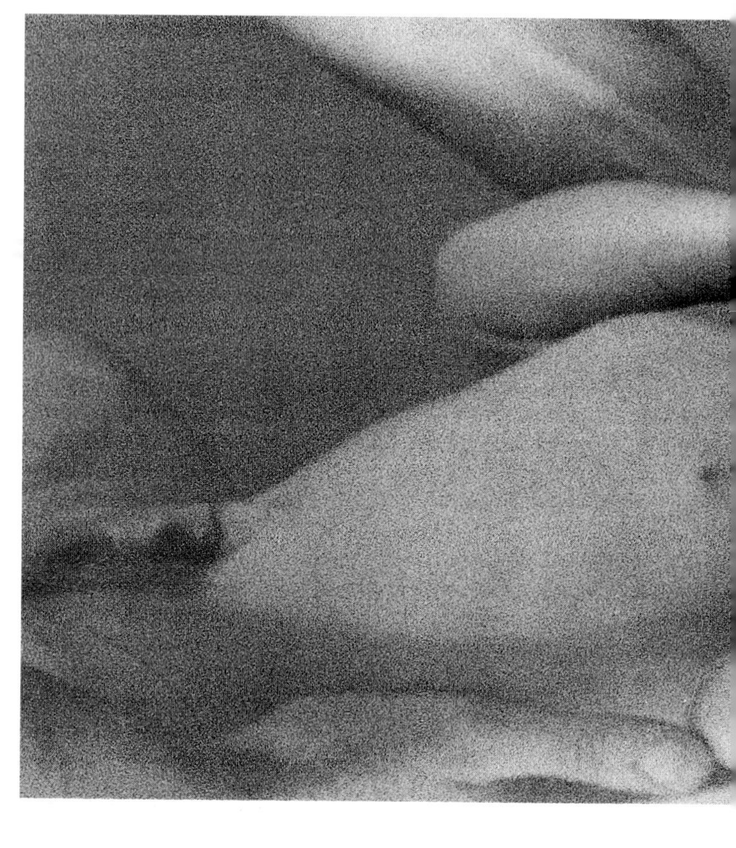

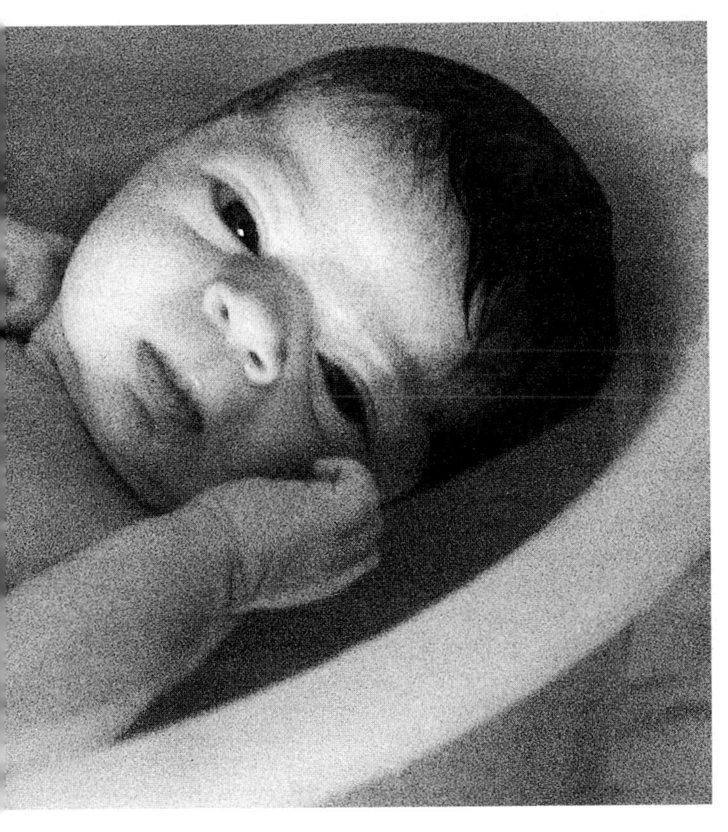

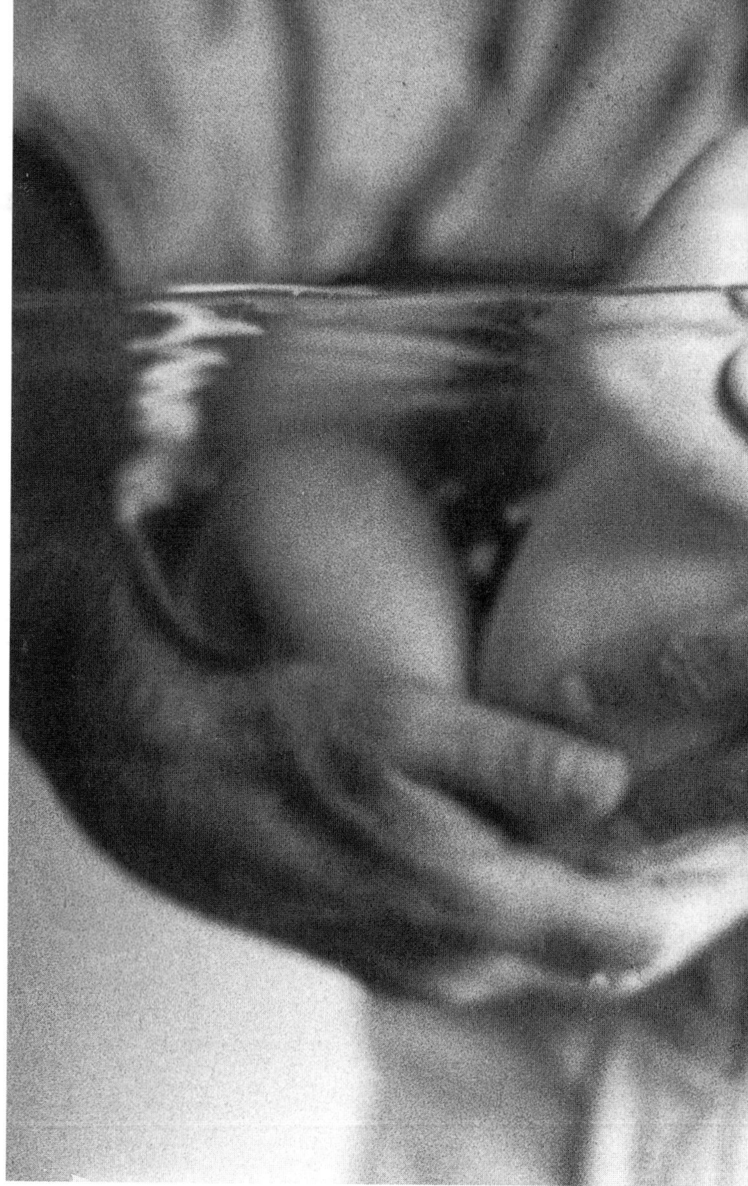

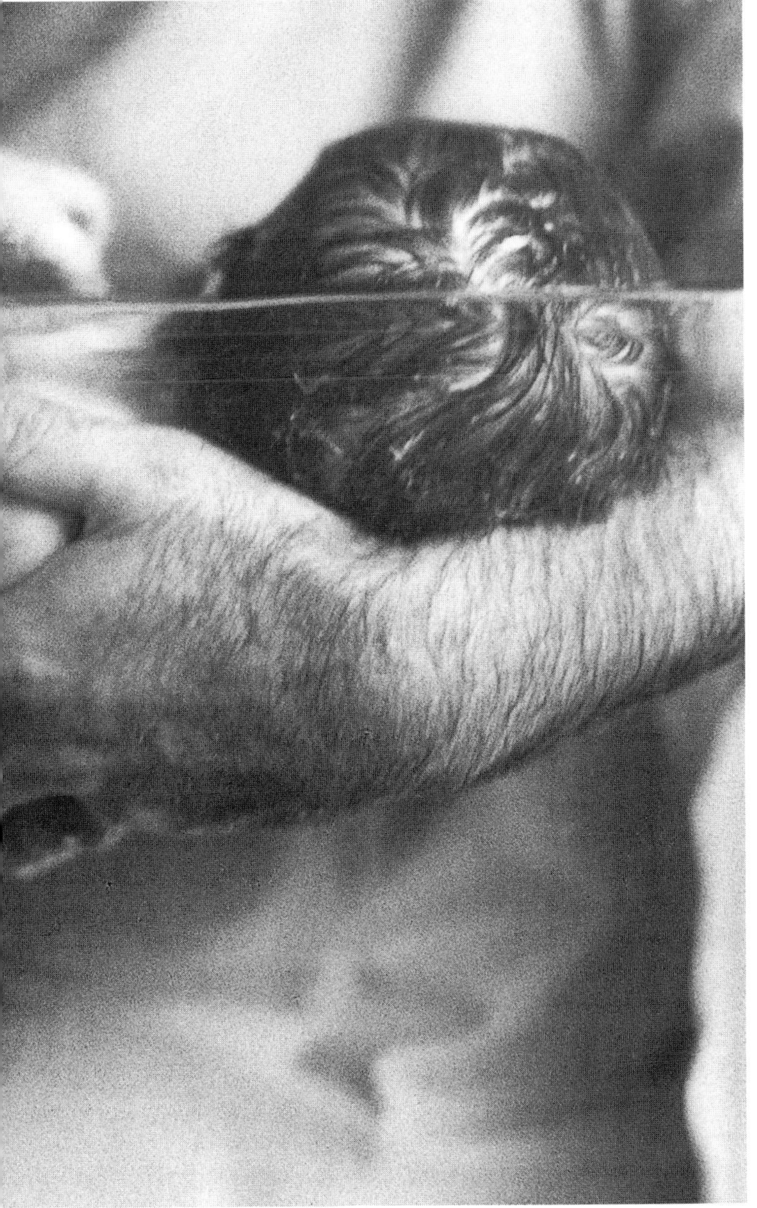

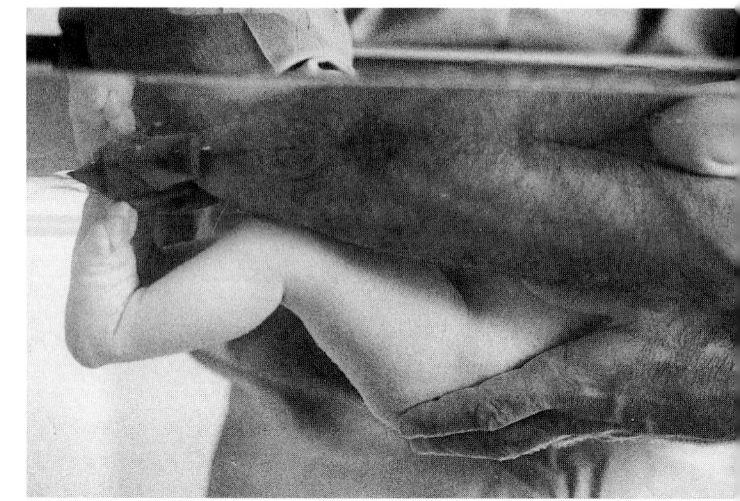

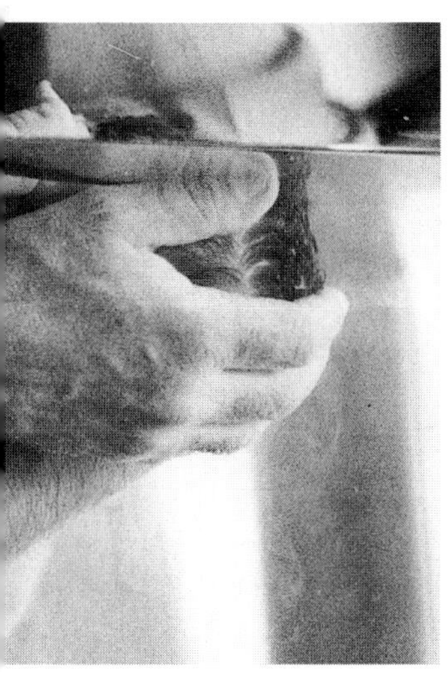

25

Maintenant que toute terreur est dissipée, maintenant que le passage et le passé sont oubliés, il est temps de quitter pour de bon l'élément liquide et ses séductions.

Quittons, une fois encore, la mer. Abordons. Mettons un pied ferme sur le rivage.

Quatrième pas sur le chemin de la naissance. Quatrième station.

L'enfant va émerger, naître une fois encore. Mais cette fois consciemment.

Sortant de l'eau, il retrouve son nouveau maître, ce tyran : la pesanteur. Et le nouveau fardeau de son corps.

Pour qu'il n'en soit pas accablé, pour que, de bonne grâce, il accepte ces nouveaux liens, il faut qu'une fois encore la chose soit un jeu. Il faut qu'il y prenne plaisir.

Alors on sort l'enfant lentement de l'eau. Aussi lentement qu'on l'y avait plongé. Il retrouve le poids de son corps. Il pousse un cri. On le replonge. Son corps redisparaît. On le ressort.

La sensation est forte. Mais elle n'est plus nouvelle. Elle devient plaisante, pour lors qu'elle est reconnue. Si forte et si plaisante que tous les enfants du monde voudront la goûter à nouveau. Le jeu universel de cache-cache n'est pas autre chose que de se perdre et se retrouver.

Tout comme la balançoire qui, tour à tour, rend le corps si lourd puis si léger, n'est rien d'autre que jeu avec la pesanteur dont, comme au premier jour, on se trouve accablé, libéré, accablé, libéré...

Apprivoisé, prenant plaisir aux sensations nouvelles, l'enfant peut maintenant quitter le bain pour de bon.

On le dépose sur un lange qu'on a chauffé au préalable.

On l'enveloppe de coton et de laine. Le monde est froid! On laisse à découvert la tête et les mains qui doivent conserver la liberté de jouer.

On place le bébé sur le côté. Pas sur le dos, et nous savons pourquoi.

Sur le côté, bras et jambes bougent à l'aise. L'abdomen peut respirer. La tête, aussi, tourne sans difficulté.

On a pris soin d'appuyer le dos du bébé, de le caler. Pour que ce dos perçoive « quelque chose » et s'en trouve rassuré.

Et on le laisse.

Cinquième pas, cinquième station sur le chemin de la naissance.

Pour la première fois l'enfant est seul. Et découvre... l'immobilité.

Expérience extraordinaire!

Et terrifiante, une fois encore, par son absolue nouveauté.

Pendant neuf mois, comme Ulysse, l'enfant a parcouru les mers. Son univers n'a cessé de bouger. Tantôt tendrement, tantôt terriblement. Le corps de sa mère n'était-il pas sans cesse en mouvement ? Quand bien même elle était immobile ou dormait, le grand vent de sa respiration, de son diaphragme, toujours l'agitait.

L'enfant a vécu dans un mouvement perpétuel. Tantôt doux, tantôt brutal. Et plus souvent tempête que lac enchanté.

Or, maintenant, changement véritablement épouvantable, tout s'est arrêté!

Pour la première fois!

Plus rien ne bouge.

L'univers est mort, figé.

Au cours de ses longs voyages, dans son lointain passé, jamais l'enfant n'a fait cette expérience.

Pris de panique l'enfant se mettra à hurler.

Chaque fois que, s'éveillant dans la solitude, il refera la découverte de cette immobilité, de cette dureté du monde il sera repris de terreur.

Ses cris diront l'angoisse qui n'est pas tant d'être seul que d'habiter un monde où rien ne bouge, figé, pris dans les glaces.

Rien de tel avec notre aventurier.

Car il est libre de la peur.

Il est allé de découverte en découverte, de nouveauté en nouveauté avec tant de prudence, tant de lenteur, suivi, porté avec tant d'attention, d'intelligence que rien ne saurait plus l'effrayer.

Il sait qu'on a compris.

Qu'on l'a compris.

Il sait
qu'on sait qu'il sait,
qu'il est là.

Dès lors, il a confiance.

Au lieu de se défendre de la nouveauté, il l'accueille.

Il l'examine, il la goûte, et, bientôt, s'en délecte.

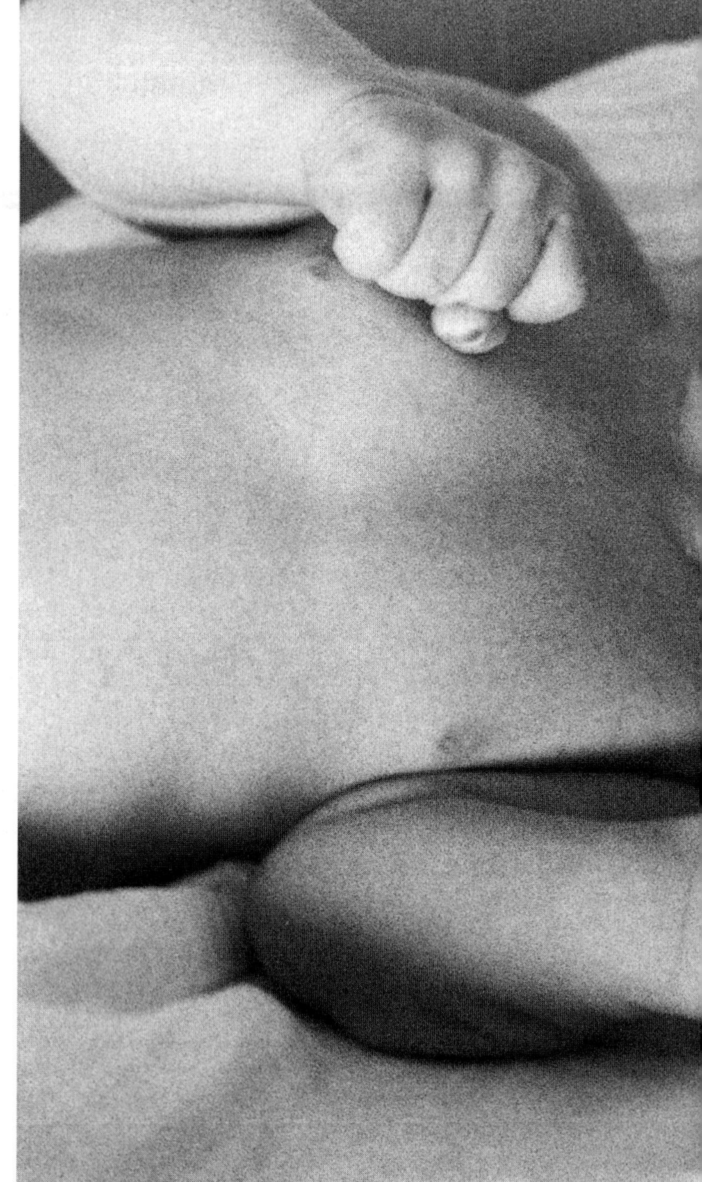

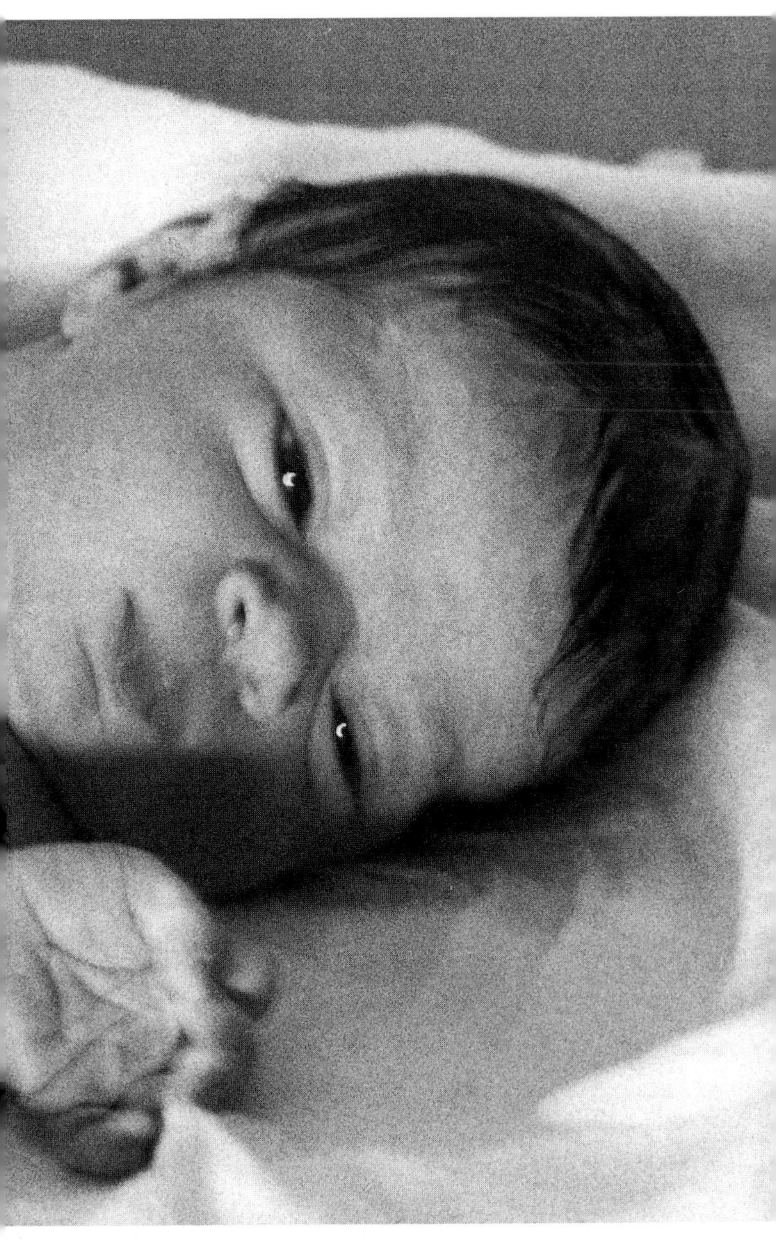

Là où les nouveau-nés hurlent, notre héros reste silencieux, les yeux grands ouverts.

Lors d'un changement, un cri, parfois,
mais qui est exclamation de surprise.

Ou un mouvement d'humeur : quand on le sort, l'enfant proteste contre la fin du bain.

Non, jamais de sanglots, de panique, d'hystérie.

Cet enfant, simplement, sait ce qu'il aime, ce qu'il n'aime pas, et il l'exprime.

Et, certes, il proteste quand est fini le bain.

Mais, découvrant un plaisir autre,
faisant une expérience nouvelle,
inimaginable, celle-là,
il se tait.

En silence il goûte, stupéfait,
cette chose qui, autrement, serait terrifiante
puisque totalement neuve :
l'immobilité.

Au monde de l'éternelle mouvance qu'il a jusqu'alors connu, a succédé le monde de la stabilité.

Mon Dieu, que c'est étrange!

Tout bouge, pourtant.

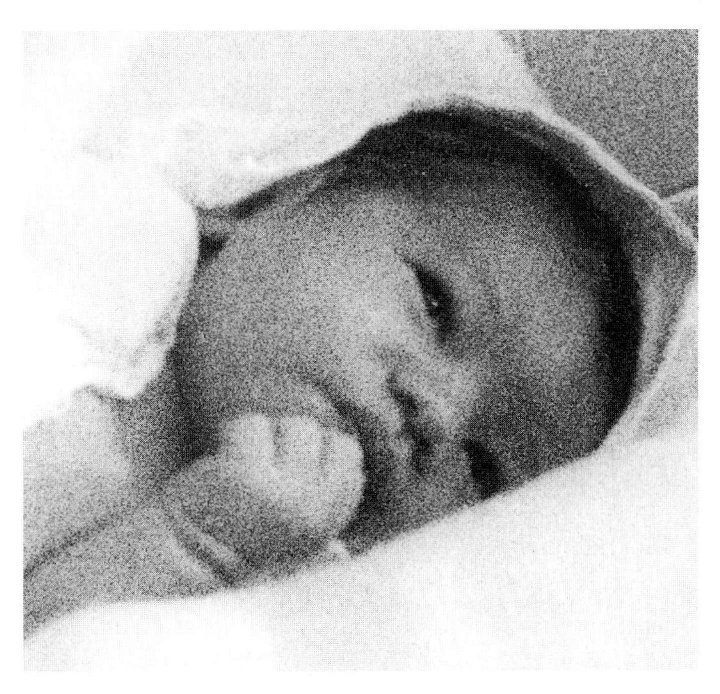

Mais dans l'enfant : les jambes, les bras. Les mains qui n'en finissent plus de toucher, d'explorer.

Avec un calme extraordinaire, une profonde gravité l'enfant inspecte son nouveau royaume.

De ce nouveau-né silencieux émanent une force, une paix intenses.

Complètement éveillé, suprêmement attentif, il rayonne.

C'est l'enfant-roi, l'enfant divin dont parlent les Écritures :

« Si vous ne redevenez semblables à des petits enfants... »

Ou, mieux encore, Celui dont parle Lao Tseu :

« Celui dont la grâce surabondante déborde, le Saint, le Parfait, celui-là est semblable à l'enfant nouveau-né. »

Cette « grâce surabondante »
qui n'a rien de gracieux
mais qui est force, qui est vie,
cela, oui, émane de ce bébé en silence,
cela rayonne et baigne
tous ceux qui sont autour
et savent encore sentir, percevoir,
se taire
et écouter.

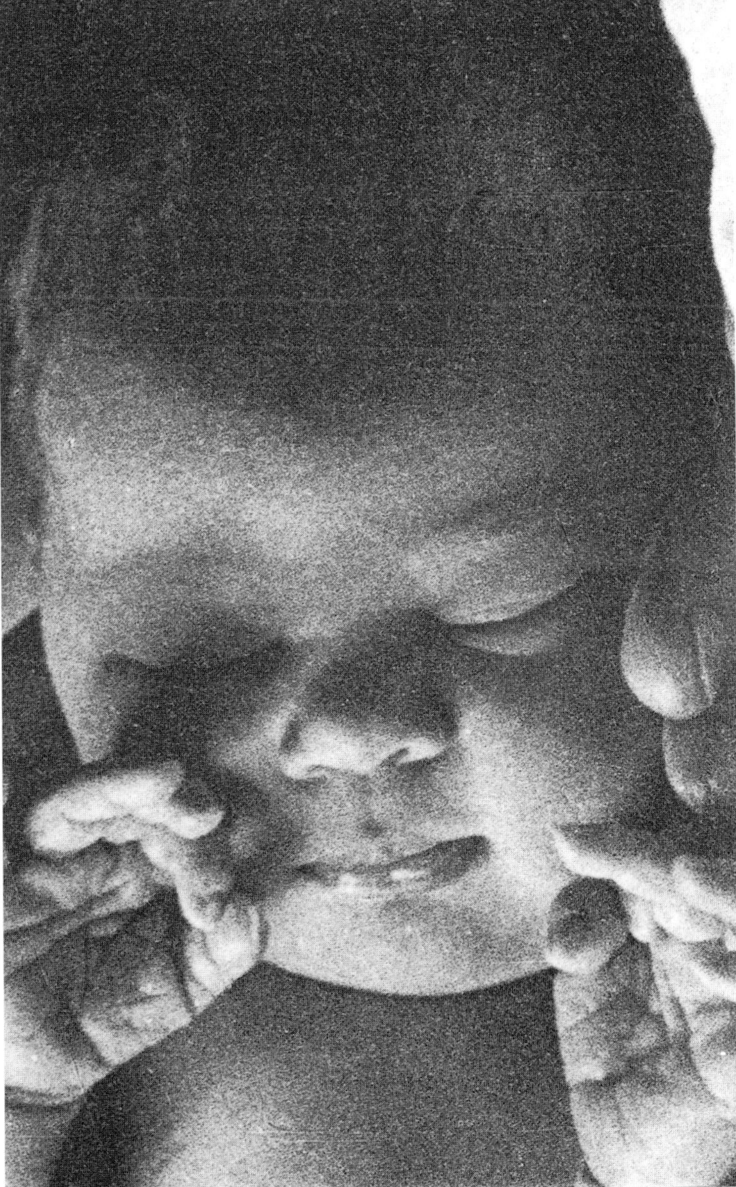

IV

A la poursuite des connaissances
on en sait
de jour en jour
davantage.
Sur le chemin du savoir
chaque jour on découvre
les vertus
de l'immobilité.
On finit
par ne plus vouloir
à tout prix
faire.
Et c'est alors
que les choses arrivent !
Oui
c'est en ne troublant rien que
de soi-même
tout trouve sa place.
Et que
tout s'accomplit.

Tao te ching

1

Heureux qui, comme Ulysse...

La grande aventure, ici aussi, touche à sa fin.

Sorti de l'onde, né à nouveau, mais consciemment cette fois, c'est les yeux grands ouverts que l'enfant va retrouver sa mère.

Avant ces noces, avant ces retrouvailles,
il a rencontré sans frémir le monstre :
la solitude
dont plus jamais il n'aura peur.

Et c'est en plein éveil, conscient de soi, de son corps, débordant de bien-être que l'enfant va rencontrer le sein.

Qui n'est pas là pour calmer son angoisse.

L'enfant ne se jette pas dessus comme on saisit la première branche qui passe quand on se noie.

Non, c'est la vie que ce sein célèbre.

Il dit comme elle est bonne et chaude et généreuse et pleine.

« Délices du monde,
jardins de lait, jardins de miel,
ma mère, que tu es bonne,
que tu es belle ! »
Belle, oui, l'enfant la voit,
l'enfant la boit des yeux.
Il boit ce regard qui vient d'en haut,

qui s'émerveille de le voir si beau.
Il boit à même ces yeux
l'amour
qui lui emplit le cœur
tout comme le lait
emplit son ventre.

Laissons ces deux
qui avaient tant lutté,
qui n'en finissent plus, à présent,
de se nourrir de l'extase
de l'autre.
Tout est accompli, tout est parfait.
Et, quant à nous, nous sommes aussi pleinement satisfaits.
Nous voulions savoir ce qui fait l'horreur de naître.
Nous disions :
« Si nous pouvions seulement comprendre ce que clament ces malheureux enfants quand ils arrivent?
Que disent-ils donc avec leurs cris, avec leurs jambes, avec leurs mains, avec leurs bras, ces nouveau-nés ? »
Ils disent :
« J'ai mal. Je souffre. »
Mais plus encore, ils disent :
« J'ai PEUR! »
La peur et le mal, c'est tout un.
« J'ai peur! J'ai peur! J'ai peur! »
Ils disent, ils crient, les malheureux, ce que criaient leurs mères en les mettant au monde.
Aucune, naturellement, n'osait le dire avec des mots,
mais leur corps, ces corps de femmes « en douleurs » qui n'étaient que spasmes, que soubresauts, qui n'étaient que blocages, tensions, révolte, que disaient-ils sinon la panique, la terreur ?
Cette terreur qu'elles avaient elles-mêmes vécue en naissant.
C'est en exorcisant cette peur qui vient de la nuit des temps

que, de génération en génération, les femmes se retransmettaient fidèlement,
qu'on a transformé l'enfantement.
Ce qu'on avait fait pour la femme,
n'était-il pas juste de le faire
pour l'enfant ?

2

La peur, c'est l'inconnu,
le totalement nouveau,
le non-reconnaissable.
Ce qu'on ne peut comparer, identifier.
Dans étranger il y a étrange.
Pour épargner la peur au nouveau-né, il n'est que de lui donner, constamment, des points de repère.
Et de ne lui dévoiler le monde, son nouveau royaume, qu'avec une infinie lenteur, d'infinies précautions.
De tant de sensations nouvelles, il faut ne lui donner que ce qu'il peut intégrer.
Et, ce faisant, multiplier les rappels, les sensations du passé.
Alors, il prend courage.
Qu'il retrouve dans cet univers inconnu
et donc hostile,
quoi que ce soit de familier, il se rassure, il s'apaise et ose aller de l'avant.
Une fois encore, tâchons d'imaginer ce qu'il en est de « naître ».
De la réalité, que voyons-nous, nous autres, les adultes, les grands ?
Rien.
Ou presque.
Nos sens sont émoussés.
Ils ont perdu cette finesse, cette fraîcheur qui a nom « jeunesse ».

Ils sont blasés. Ils ne savent plus être surpris, s'émerveiller.

Nous nous sommes enfermés dans nos conditionnements auxquels nous tenons tant,

qui sont

ce que nous sommes.

C'est-à-dire ?

Ici, suivez bien.

Que voyons-nous d'un site ?

Le cultivateur : des terres où poussera la récolte.

Le financier : des lotissements.

L'ingénieur des Ponts et Chaussées, les routes à tracer, les ponts qu'il faudrait jeter.

Le peintre : des ombres, des nuages, des horizons.

Et l'artilleur, des emplacements pour ses canons !

Une réalité :

mille paysages.

Qui voit le site en entier ?

Personne, Dieu soit loué :

le malheureux deviendrait fou sur le coup.

Et c'est ainsi que nos conditionnements, nos habitudes nous masquent le monde, nous protègent de son écrasante, de son infinie multiplicité.

Rien de tel chez l'enfant qui vient de naître : sa sensation est totale, non filtrée, non organisée.

Aussi, quelle sûreté, quelle légèreté de main faut-il pour amener ce petit être sur la berge !

Un geste maladroit, un instant d'inattention, un mouvement d'impatience et le fil casse !

L'enfant se met à hurler.

3

Nous disions encore :

« Qu'est-ce donc qui nous empêche de voir, de percevoir l' " autre " dans " sa " réalité ? »

Nous le savons maintenant : c'est l'ego, le petit moi, cet ensemble brumeux de nos désirs, nos appétits et, plus encore, de nos peurs.

Sur cet aveuglement qui semble le propre de l'homme, l'épisode de la coupure du cordon jette un jour singulier.

Ce cordon, ni les chiennes, ni les chattes, ni les chèvres, ni les vaches n'y touchent aussi longtemps qu'il bat.

L'homme, lui, fait tout le contraire.

Dans les maternités, ce cordon, on se jette littéralement dessus : on le coupe à peine l'enfant né.

L'homme veut-il marquer, par là, qu'il a rompu avec son cousinage ?

Nous donne-t-il, ici, la preuve de cette intelligence tant vantée ?

Retournons en salle d'accouchement.

Suivons attentivement ce qui s'y passe.

Nous allons peut-être en apprendre sur cet animal réputé sage, sensé.

Au cours d'un accouchement, donc, l'atmosphère est, pourrait-on dire, électrique.

Et la tension monte à mesure qu'approche le dénouement.

L'accoucheur, la sage-femme pour familiers qu'ils soient avec l'événement n'en sont pas moins, eux-mêmes, troublés.

Ce n'est pas par hasard s'ils ont choisi cette profession. Il y a fort à parier qu'ils ont un compte personnel à régler avec la naissance.

Ils sont passés par là. Sans doute avec difficulté. Et quelque chose, en eux, s'en souvient qui se réveille alors.

Dans toute situation tendue, fortement émotionnelle, notre respiration s'altère.

A notre insu.

A mesure que la fin de l'accouchement approche, la tension générale augmente.

Les émotions sont contagieuses.

Elles se renforcent comme par un phénomène d'écho, de résonance.

Arrive, enfin, le bébé !

Chacun retient son souffle, s'identifiant, sans le savoir, avec le nouveau-né.

« Va-t-il respirer ? »

Voici l'assistance proche d'asphyxier,

poitrine serrée, gorge nouée

et revivant, sans même s'en rendre compte, la tragédie de la naissance!

Ces Messieurs et ces Dames n'ont pas, hélas, de cordon pour les oxygéner :

la situation leur devient rapidement intolérable.

Il faut faire quelque chose!

Il suffirait... de respirer, d'ouvrir la bouche, de reprendre son souffle.

Le résultat est immédiat :

l'enfant hurle.

« Ah, il respire! » s'écrie l'homme, soulagé.

« Ah! *je* respire! » devrait-il dire s'il avait vu la vérité.

C'est *sa* gorge que le cri a dénouée.

Cet homme, il a repris *son* souffle.

C'est lui qui s'asphyxiait.

Et non l'enfant que son cordon assistait.

L'homme a projeté sur le bébé sa propre angoisse.

Et, de fait, maintenant le malheureux enfant hurle,

agneau du sacrifice, déjà chargé du poids

de nos péchés ?

non, de nos peurs!

Quel contresens, quelle lamentable tragédie!

Il y avait donc des raisons fortes pour cette étrange conduite.

Raisons ? tout cela est-il *raisonnable?*

Cet homme est mû,

à son insu,

par ses émotions.

Il a fait un transfert,

ce processus si répandu, si méconnu

et qui est, en général, à la base de ce qu'innocemment nous appelons éducation.

4

Que manque-t-il encore ?

Au risque de lasser, il nous faut, une dernière fois, revenir sur le cri. Ce cri qui fut notre point de départ.

« Faut-il que l'enfant crie ? »

La question est par trop importante. On risque ici trop et de trop graves malentendus.

La réponse est simple et claire :

« Oui, il faut que l'enfant crie. »

Il importe même que le cri soit ce qu'on appelle un bon cri. Sonore, vigoureux. Un cri franc auquel tout le corps du bébé participe.

Ce cri, réponse corporelle globale, témoigne que la tonicité est parfaite.

Si l'enfant naît « étonné », s'il est mou, s'il vagit au lieu de crier, tout doit être mis en œuvre pour obtenir un cri franc et satisfaisant dans les plus brefs délais.

Voilà qui est clair et ne doit laisser place à aucun malentendu.

De la même manière, si un enfant vient au monde étranglé par son cordon, on n'hésitera pas un instant à couper ce cordon et libérer l'enfant.

Tout cela est affaire de bon sens. Tout comme on ne fera pas préparer l'accouchement sans douleur à une femme dont on sait avec certitude qu'elle doit subir une césarienne.

Ceci étant, il semble que nous venons de nous contredire et d'annuler en quelques lignes tout ce qui fut dit auparavant.

Il n'en est rien.

Il faut que l'enfant crie en naissant.

Un cri. Ou deux.

Et c'est plus que suffisant.

Ensuite, il faut qu'il respire. Ou que les cris soient cris de force, de vitalité, de satisfaction.

Et non cris de douleur, d'angoisse, de terreur, de désolation.

Pas de pleurs ! Pas de sanglots !

Point n'est besoin d'une oreille exercée pour faire la différence. Il suffit d'une oreille attentive pour découvrir combien est large et varié le registre du nouveau-né. Et combien de choses il peut dire... sans parler.

Après y avoir tant soit peu prêté garde, nul ne peut confondre le cri de vie, le cri de victoire, et le cri de chagrin, de douleur, le cri d'effroi.

Est-il donné à tout enfant de naître avec la même aisance ?

Tous vont-ils se mettre à gazouiller, à peine nés ?

Oui... et non.

Contrairement à ce qui se dit, s'écrit et qu'on enseigne, chaque enfant manifeste d'emblée son caractère, sa personnalité.

Toutes les mères peuvent en témoigner.

N'en déplaise aux pédo-neuro-physiologues, aux psychologues.

En sorte que chaque enfant naît à sa manière.

Tous, cependant, passent par les mêmes étapes qu'ils vont traverser plus ou moins vite, plus ou moins facilement, suivant un rythme propre qui est sans doute la marque de leur nature, de leur tempérament.

On serait tenté de dire : qui est la marque de leur intelligence.

Intelligence... !

Oui.

Car il est vraiment manifeste, à suivre attentivement ce qui se passe sur ce petit visage,

que l'enfant se débat, lutte, proteste

tant qu'il n'a pas *compris*.

Pas compris ?

Et quoi donc ?

Mais qu'il est né !

Oui, pour qui prend la peine de suivre ce que dit cette physionomie, le message est si clair !

Tout dit quand ces yeux, enfin, s'ouvrent :

« Mais... où suis-je ? Qu'est-ce qu'il m'arrive ? »

Et, certes,

la lutte cesse quand l'enfant finalement sent et sait :
« Mais... je suis né ! »

Comment douter, alors, que *l'intelligence* ne soit déjà là ?

Intelligence ? conscience ?

ou simplement courage ?

C'est peut-être tout un.

Et nul n'ignore que, sur ce plan, les humains sont très différemment partagés.

C'est la voix de la mère

qui console, calme, apaise la tempête.

Si la mère n'est pas là, si elle se trouve sous anesthésie générale, que le père soit là dont la voix est déjà familière.

Quoi qu'il en soit, c'est après ces naissances traumatiques que le bain fait des miracles.

Encore faut-il savoir attendre, demeurer neutre, immobile, ne brusquant rien, laissant à l'enfant le temps de « s'y retrouver ».

Dix minutes, souvent plus, sont alors nécessaires avant de sentir le petit corps se détendre, se dénouer et la peur commencer à fondre.

Si l'on ne prend pas soin d'effacer à ce moment même l'engramme, la cicatrice émotionnelle va rester pour jamais. Et ces enfants auront des peurs irrationnelles toute leur vie.

Comment sait-on que « c'est gagné » ?

Très simplement : quand les yeux se sont ouverts et le restent.

Dans les naissances difficiles, comme il faut longtemps pour que l'enfant s'aventure !

On le voit entrouvrir les yeux.

Il les referme.

Il a si peur. Il n'ose pas.

Les yeux se rouvrent. Et se referment.

L'enfant est là, tout proche.

Il ne faut pas bouger. Ne rien faire qui puisse augmenter sa peur.

C'est là, oui, qu'il faut être un « grand pêcheur d'hommes ».

Finalement les yeux s'ouvrent pour de bon.
« Mais où suis-je ? Que m'arrive-t-il ? »
On sent l'effort surhumain que fait l'enfant pour comprendre.
Et, finalement, on voit, on sent que l'enfant a compris :
« Mais oui... je suis né ! »
Alors, oui, c'est gagné.
L'enfant est là.
Il va rester.

Autre surprise : il n'y a pas d'enfants laids.
Il y a ceux que la terreur défigure.
Quand les enfants arrivent, ils sont souvent affreux.
Devant des visages si ingrats, comment ne pas reculer ?
Et bien, cette laideur n'est qu'un masque.
Le masque de la peur.
La peur exorcisée, le masque tombe.
Apparaît la personne.
La transformation est à peine croyable.
L'enfant le plus affreux devient, soudain, beau.
Oui, il n'y a pas d'enfants laids.
Ceux que l'on voit disgraciés ont, simplement, conservé leur masque.
Faute de l'amour qui l'aurait fait tomber.

5

– Eh bien, d'accord, diront certains, il est possible, il est probable que la naissance n'a rien d'agréable pour l'enfant. Et, peut-être même, est-ce pour le bébé une aventure épouvantable. Mais, à cet âge, il n'y a pas de mémoire. Cette naissance, il n'est personne qui s'en souvienne. Alors, c'est simplement un mauvais moment à passer.

– Pas de mémoire ? Ah permettez... !

– Et avec quoi le bébé se souviendrait-il, avec quoi enregistrerait-il ce qui se passe ? Tout le monde sait que lors de la naissance le cerveau, du moins ses parties nobles, ne fonctionne pas encore.

– Nous y revoilà ! Peut-être le cerveau n'est-il pas encore fonctionnel mais tout ce qui se lit sur la physionomie de l'enfant est bien là.

– Oui, oui, sans doute. Mais, pour ce qui est de cette naissance, une fois encore, personne ne s'en souvient.

– Voilà qui vous trompe. Elle est, au contraire, cette naissance, dans la mémoire de chacun. Mais l'expérience a été si douloureuse qu'elle se trouve refoulée dans l'inconscient d'où, constamment, elle tente de faire surface. Jonas et la baleine, Moïse sauvé des eaux, le symbolisme est transparent : il s'agit de cette mort, de cette noyade à laquelle on échappe, de justesse.

– Tiens, si l'on y pense, c'est bien possible en effet. Mais, vous savez, moi, les symboles ne m'ont jamais empêché de dormir.

– Vraiment ? Et vous n'avez jamais eu de cauchemars ?

– Si. Il est vrai.

– Vous ne vous êtes jamais éveillé, enfant, couvert de sueurs froides, mourant de peur au point que vous vous cachiez sous les couvertures, sous les draps ?

– Mais... oui, c'est vrai.

– Et, sur un plan bien plus immédiat, vous n'avez jamais de problèmes avec votre respiration ?

– Ma respiration ?

– Il ne vous est jamais arrivé, dans une situation tendue, difficile, de voir votre voix s'étrangler ?

– Si. Je dois bien l'avouer.

– Dans ce domaine si proche, si immédiat et si simple, vous voyez combien est limité l'empire de votre volonté. Votre voix est bien loin de vous obéir. Disons même que c'est elle qui vous trahit.

– J'ai peur de devoir vous donner raison encore une fois.

– Et cette respiration, ne commence-t-elle pas à la naissance ?

– C'est évident. Savez-vous que... vous arriveriez à me convaincre ?

– Naître, c'est entrer dans cette dimension, cette oscillation, dans cette pulsation universelle qu'est la vie. Et que la respiration manifeste en nous. C'est s'ouvrir, s'offrir à elle, c'est s'embarquer dans cette fragile nacelle qui, maintenant, nous porte d'une rive à l'autre.

C'est participer au grand tout.

Tout ce qui vit respire.

La création tout entière avec ses jours, ses nuits, ses cycles, ses saisons, ses solstices n'est que respiration.

Et, quant à vous, que ce souffle soit entravé ou libre, voilà votre vie changée.

Ne vous est-il pas arrivé de dire :

« Oui, il faudrait que j'apprenne à respirer ? »

Comme si cela pouvait « s'apprendre » !

Et combien traversent l'existence à moitié étranglés, incapables d'un vrai rire. Ou même d'un soupir.

Sait-on que les malades mentaux sont incapables de prendre une grande inspiration ? Ils ont, les pauvres, comme un carcan autour de la taille qui les prive de la plénitude de leur souffle.

Or cette liberté de la respiration dépend tout simplement de celle de votre dos, c'est-à-dire de votre colonne vertébrale.

Le moindre blocage, la moindre tension, voilà votre respiration entravée. Et votre vie gâchée.

Vous voilà estropié. Et ce, pour jamais.

Quand s'est organisée cette structure ?

Dans les instants qui suivent la naissance.

Oui, mon ami, ce n'est pas avec le cerveau que l'on se souvient mais bien avec le dos.

C'est là que sont nos chagrins, nos peines.

C'est ce dos qu'il faut faire libre
immédiatement après la naissance.

Car, ensuite...

6

D'autres diront, enfin, et c'est plus grave :

– Eh bien, il est possible, en effet, que la naissance laisse sa marque et que, du vécu de cette expérience dépendent l'attitude ultérieure, la manière dont l'enfant réagira, le goût qu'aura, pour lui, l'existence.

Mais il va vivre dans un monde de violence, de méchanceté, de mensonge, il va vivre dans une jungle.

Autant qu'il sache d'emblée dans quel guêpier il est tombé, et que la loi est de manger ou d'être mangé.

Que la société soit une jungle, hélas, n'est que trop vrai.

Un simple coup d'œil à la ronde et les cheveux, d'horreur, se dressent sur la tête.

Avant de se demander s'il est nécessaire de voir cet état de choses durer, il est un malentendu qui doit être dissipé.

Les enfants nés « sans violence », auxquels on a épargné ce premier coup sur la tête à l'instant de leur entrée en scène, ces enfants sont-ils mous, endormis, abrutis, incapables de faire face à la vie ?

C'est tout le contraire.

Ils ne sont pas agressifs ?

Sans doute.

Mais l'agressivité, c'est la peur, c'est tout simplement un masque derrière lequel se cache la faiblesse.

La force est sûre d'elle-même. Elle est tranquille, souriante, souveraine. Et détendue.

On fait grand cas de l'agressivité sans voir qu'elle est un fléau, qu'elle provoque, qu'elle attire les coups.

Si vous avez peur d'un chien, il vous mord.

Heureux ceux qui ne sont pas agressifs : le monde accourt vers eux,

non pour se repaître de leur faiblesse, mais attiré par leur rayonnement.

Revenons à la jungle.

Ce n'est que trop certain : on ne rencontre plus, aux

coins de nos rues, de tigres, d'ours, la peur n'en habite pas moins nos cités.

C'est que, cette peur, nous l'avons connue longtemps, longtemps quand nous habitions encore la forêt.

Oui, mais, pourquoi la traîner encore avec nous ?

Et les hommes ne vont-ils pas, encore, à la pêche, à la chasse ?

Tout cela est bien anachronique.

Peut-être est-il temps de s'éveiller et de s'apercevoir que les diplodocus, les dinosaures ont disparu, qu'on fait pousser du blé et que cette vieille hache de silex taillé est très, très démodée.

A Sparte on jetait à terre les nouveau-nés. Et cela faisait des Spartiates.

Voulons-nous encore des guerriers ?

Mais oui, diront certains, tant, en secret, nous chérissons encore la violence.

Il est grand temps, pourtant, de se séparer de ce passé accablant.

Et quant à ceux qui refusent avec hargne de s'ouvrir à cette nouvelle vision de la naissance, j'ai bien peur que ce ne soit parce qu'ils se disent, au fond de leur cœur :

« La vie a été dure avec moi. J'ai reçu des coups. Cela m'a formé. Et ce seront ces coups qui formeront mes enfants. »

Ce qui revient à dire :

« J'ai souffert, j'en ai bavé. Qu'ils en bavent à présent. »

Œil pour œil, dent pour dent,

l'abominable loi du talion, rendant avec exactitude coup pour coup,

incapable d'effacer la moindre dette,
et qui fait payer à nos enfants
ce que nous avons dû payer
pour les souffrances de nos parents.
« Les parents ont mangé des raisins verts
et les enfants ont les dents agacées. »

Qui ne voit là le cycle infernal, la roue de douleurs sur laquelle Ixion est cloué ?

Qui ne voudrait briser ce cercle ?

Ces rancuniers, ces obstinés de la souffrance et du mal, les mêmes qui disaient :

« La femme souffre pour accoucher ?

C'est qu'il faut qu'il en soit ainsi, c'est donc qu'il faut qu'elle souffre.

Dieu le veut ainsi. »

Ces « il faut », on sait ce qu'ils recouvrent, le péché et son rachat par la douleur.

Assez de ce culte de la souffrance!

L'accouchement sans douleur, ou plus exactement sans peur, nous a ouvert les yeux.

La souffrance est inutile, elle ne satisfait aucun dieu, elle est pur gâchis.

N'en déplaise à ces tenants de la manière forte, de la trique, de l'autorité, la souffrance est pur aveuglement.

Elle est manque d'intelligence.

Quant à l'agressivité, c'est une protestation contre le manque d'amour.

Rendre coup pour coup c'est ajouter l'insulte à la blessure.

A ceux qui ne veulent pas comprendre, à ces gens « raides » il faut redire ces mots de Lao Tseu :

> « Quand il arrive au monde
> l'homme est souple et sans force.
> Et, une fois mort,
> le voilà dur et raide.
> Les roseaux, les arbres,
> petits,
> plient, sont fragiles.
> Devenus grands,
> ils sont secs et cassants.
> Et meurent.
> C'est que la force et la dureté
> vont avec la mort.
> La docilité, la souplesse
> sont amies de la vie.
> La force, en vérité,
> n'a jamais rien conquis. »

Mais voici qu'à mon tour, je m'égare :
j'argumente!
Quelle folie!
Argumenter jamais n'a convaincu.
Et les sceptiques, les méchants, bien moins que personne.

7

En fin de compte,
ou de conte,
je ne peux dire qu'une chose :
« Essayez. »
Tout ce qui est dit ici est simple.
Si simple qu'on a honte d'insister.
Oui, il faut si peu de chose,
aucun de ces gadgets coûteux, monitoring et autres,
orgueils de la technologie
et pourvoyeurs d'emplois,
en vérité jouets pour enfants attardés
et qui sont si fort à la mode.
Rien de tout cela.
De la patience.
Et de la modestie.
Un cœur en paix.
Et du silence.
Une attention légère mais sans faille.
Un peu d'intelligence, d'égards pour l' « autre ».
Ah!... j'allais oublier.
Il y faut
de l'amour.
Car sans amour, vous ne serez qu'adroit.
La salle d'accouchement sera parfaitement éclairée, les murs insonorisés, le bain à la température exacte, au degré près,
et l'enfant continuera de hurler.
N'incriminez pas ce livre, je vous prie.

Faites votre examen de conscience :

il doit rester en vous quelque nervosité, quelque mauvaise humeur, quelque colère rentrée.

L'enfant ne s'y trompe pas.

Il a pour vous juger une sûreté miraculeuse et terrible.

Il sonde les cœurs, il voit la couleur de vos pensées.

Ce nouveau-né est un miroir.

Il vous renvoie *votre* image.

A vous de ne pas le faire pleurer.

8

– Vous oubliez encore quelque chose !

– Quoi donc ?

– Ces enfants, nés dans le silence et l'amour, ces en-enfants, que deviennent-ils ? Sont-ils différents des autres ?

– Oh, oui !

– Comment sont-ils ?

– C'est difficile à dire. Oui, ils sont autres. Il suffit de les voir.

– Mais encore ?

– Vous vous souvenez : nous avons dit qu'en naissant, l'enfant porte un masque qui l'enlaidit, qui le cache.

– Le masque de la tragédie, sourcils noués, coins de bouche abaissés ? Le masque de la terreur, du désespoir ?

– Voilà.

– Il y en aurait un autre ? Un masque de gaieté, de comédie ?

– Exactement.

– Bouche détendue et riante, sourcils épanouis, yeux plissés de plaisir ?

– C'est cela.

– Un masque, celui-là, qu'on n'a jamais vu au nouveau-né. Il est impossible...

– Impossible ? Vous croyez ? Tenez, regardez...

– Oh, par exemple! Ce bébé ne sourit pas. Il rit! Il rit même aux éclats.

– Je ne vous le fais pas dire.

– Cet enfant, quelle merveille! Mais... Cela n'a rien à voir avec ce qui nous occupe.

– Ah! Et pourquoi ?

– Nous parlons de nouveau-nés, de naissance. Et vous nous montrez un enfant de six mois.

– De six mois ?

– Tout le monde sait que le nourrisson ne sourit qu'à deux mois. Un mois et demi, au mieux. Quant à rire aux éclats...

– Un mois et demi, deux mois, oui, c'est ce qui est encore écrit dans les livres. L'enfant que vous voyez ici n'a pas... vingt-quatre heures.

– Allons donc! Mais ce n'est pas possible!

– Et, pourtant, c'est.

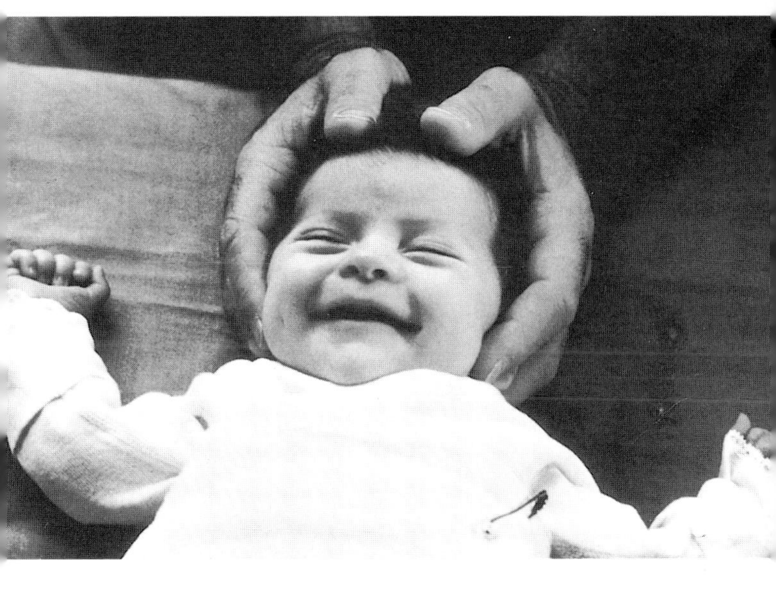

– C'est incroyable !

– Disons que ce n'est pas habituel. Du moins, pas encore. Mais savez-vous qu'il est, aussi, un autre masque ?

– Un autre masque ?

– Non pas un masque. Un vrai visage.

– Je ne vous entends plus.

– Que sont les émotions, que nous prisons si fort ? L'envers, l'endroit d'une même médaille. Les unes nous réjouissent, nous redoutons les autres, alors que le rire et les larmes sont si proches.

– Sans doute. Mais que serait la vie sans émotions ? Que serait l'enfant sans ses deux masques ? L'image même de l'ennui ?

– L'ennui ? Oh, non. Les émotions sont des vagues qui vont, qui viennent, se remplacent, se succèdent. Ce sont des coups de vent, les sautes d'humeur qui ne sauraient troubler la paix profonde du grand océan. Quant à l'enfant sans masque, voyez comme il est beau. N'est-il pas l'image de la tranquillité, de la paix ?

– Il est radieux ! L'image même de la sérénité.

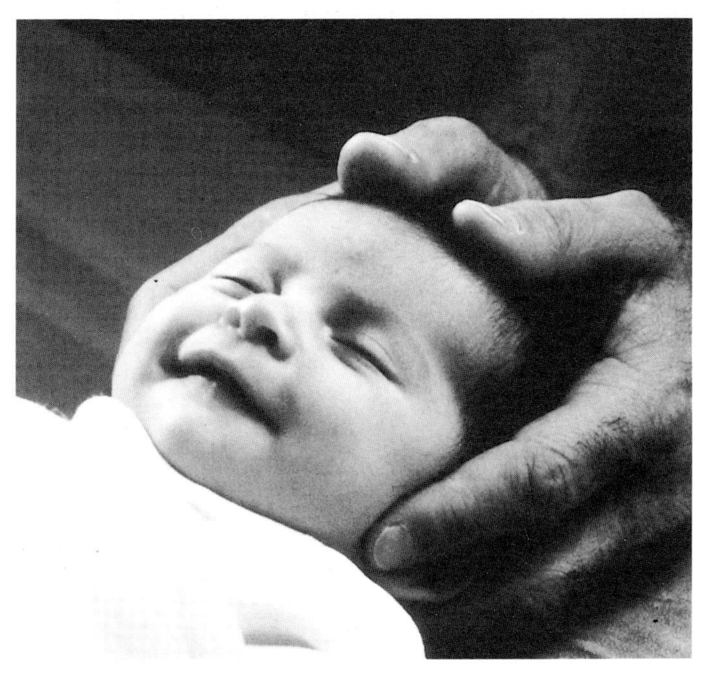

Photographies de Pierre-Marie Goulet : couverture, pages 64-65, 80-81, 86-87, 88-89, 96-97, 98-99, 104-105, 120-121, 122-123, 131, 155, 157 ; de Frédérick Leboyer : pages 17, 18-19, 20-21, 22, 75, 84-85, 90-91, 100-101, 108-109, 112-113, 116, 117, 118-119, 126-127, 129. Celles des pages 25, 27, 41 nous ont été communiquées par I.M.S. à Stockholm.

PHOTOGRAVURE : APS CHROMOSTYLE, À TOURS
IMPRESSION : MAME IMPRIMEUR, À TOURS
DÉPOT LÉGAL : JANVIER 2001. N° 48155-2 (05022085)